NHKあさイチ

家事の
合間に効率よく!

ラクやせ時短筋トレ

主婦と生活社

「毎朝、いちばん欲しい情報を！」をモットーに
朝の情報番組としておなじみの、ＮＨＫ「あさイチ」。
番組で反響の大きかった「筋トレ」にまつわる放送回の情報を
一冊にまとめました。

本書では、番組に出演した専門家たちが監修した
エクササイズを解説と合わせて、丁寧にご紹介。
自宅でででき、運動初心者の方でも実践可能なメニューを厳選しています。
また、太りにくい暮らしのコツや、たんぱく質のとり方についても掲載。
「あさイチ」制作班が丁寧に取材を重ねた、信頼できる情報が満載です。

NHKあさイチ
仕事や家事の合間に効率よく！ ラクやせ時短筋トレ

CONTENTS

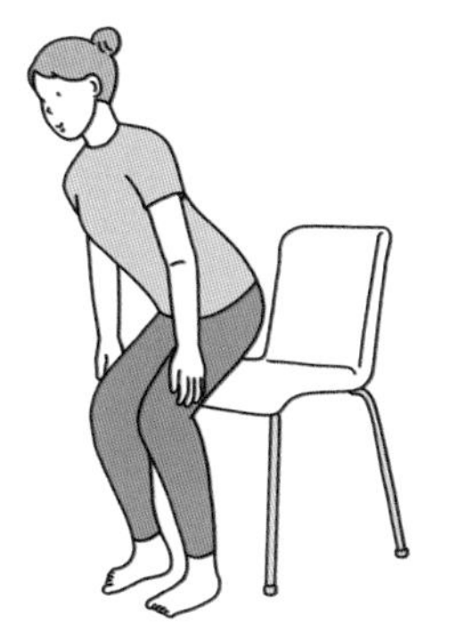

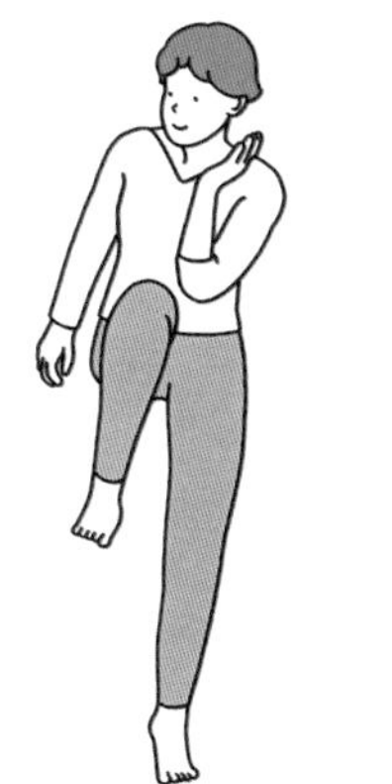

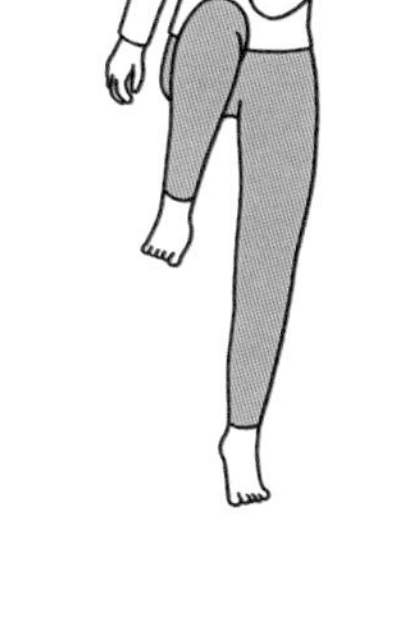

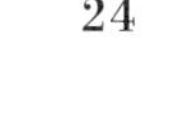

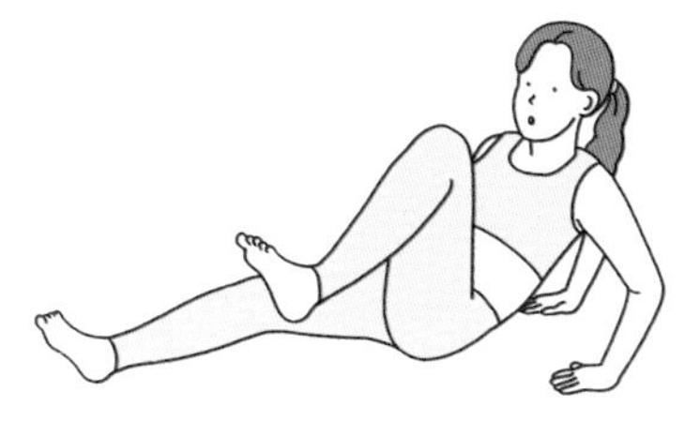

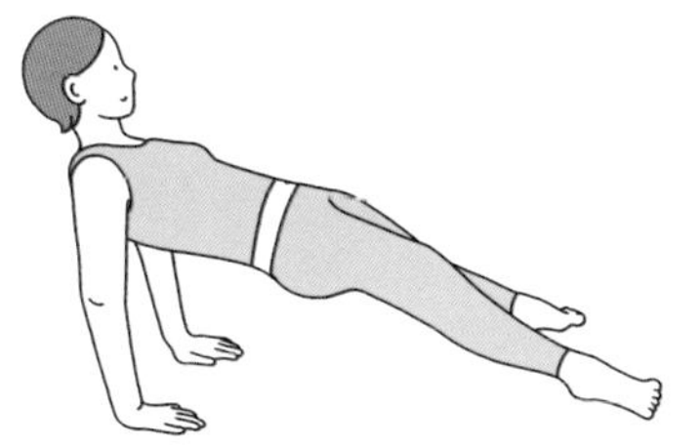

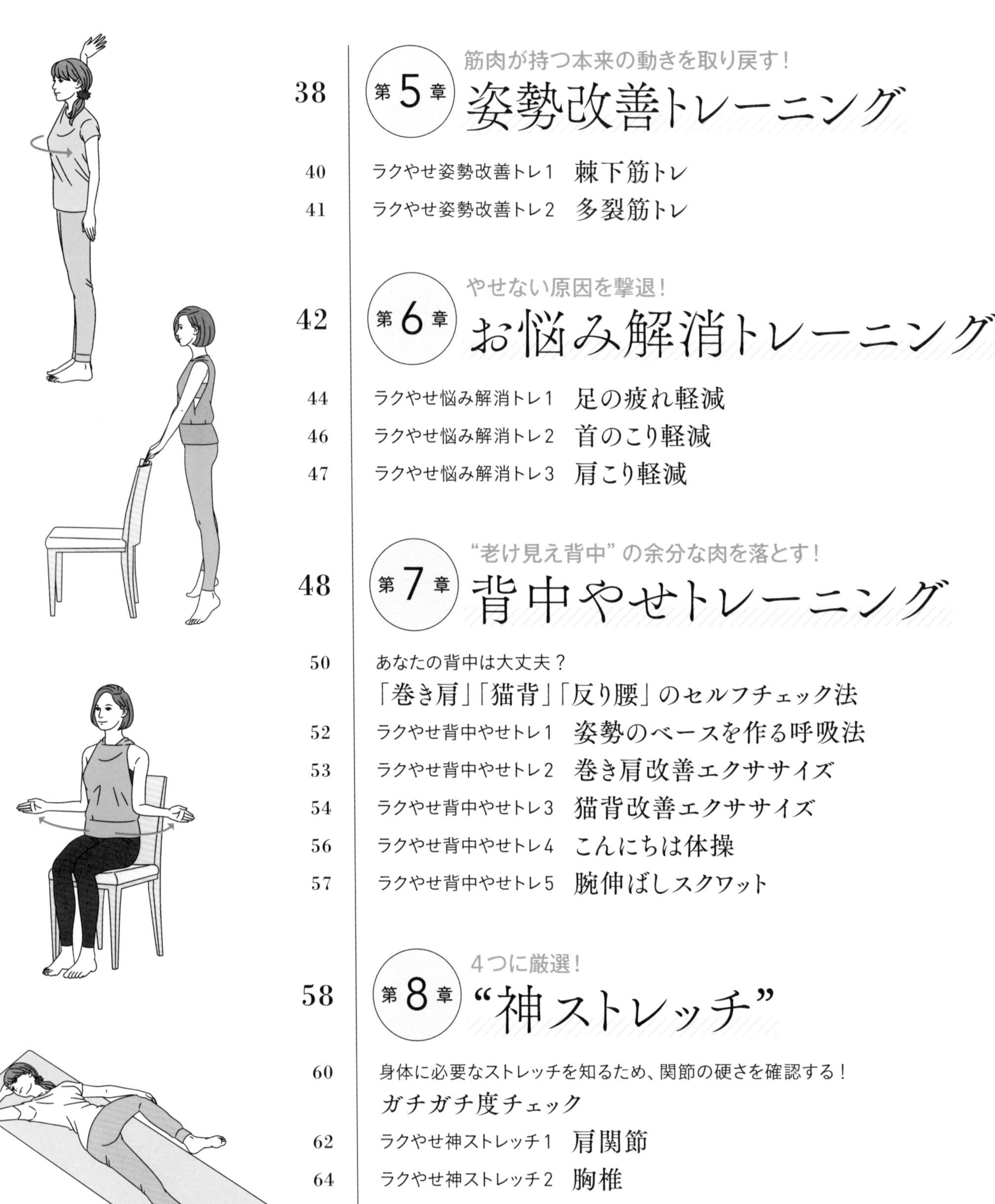

CONTENTS

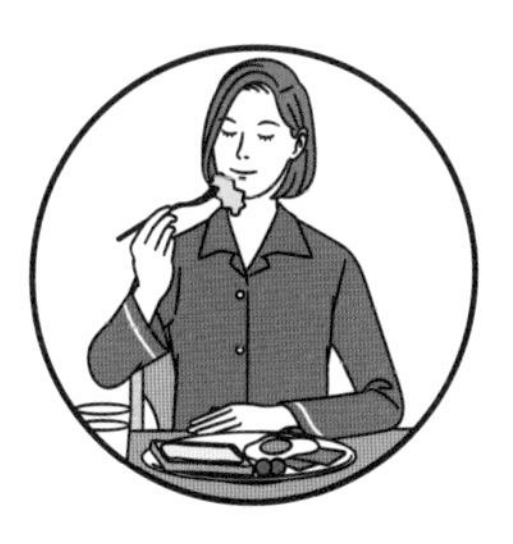

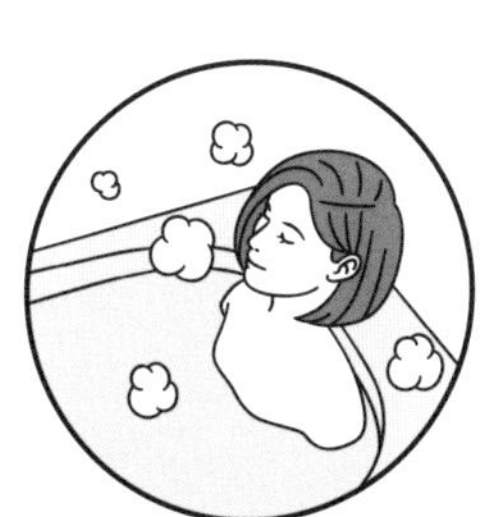

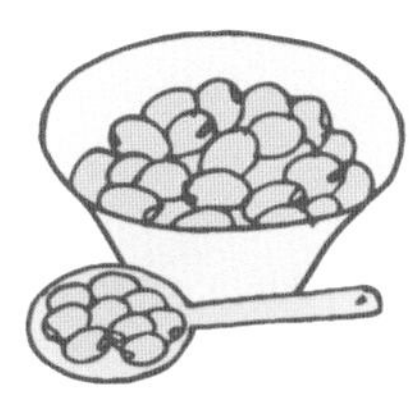

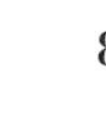

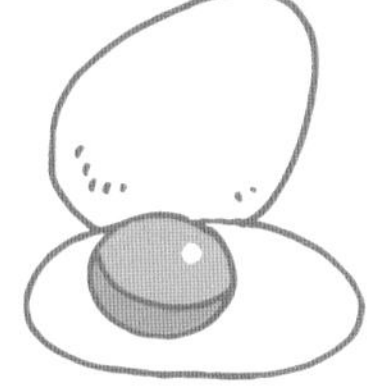

【本書について】
- 本書に掲載している研究データ、画像等の情報は、とくに記載のないかぎり、番組放送当時のものです。
- 本書にご登場いただいた方の情報（年齢、数値等）は、とくに記載のないかぎり、番組放送当時のものです。

※本書は当社刊行物『NHKあさイチ』に掲載した記事を厳選し、さらに新しいレシピ・記事も加え、再編集したものです。

第1章

家事や仕事をしながら、手軽にできる！
NEAT（ニート）トレーニング

長年、運動をしていないと、筋力が低下し、やせにくい体質に……。
とはいえ、遅い時間まで仕事をしていたり家事や子育てに追われていると
トレーニングの時間を取るのは難しいため、
〝ながら〟でできる、トレーニング法を紹介します。

エスカレーターを使う

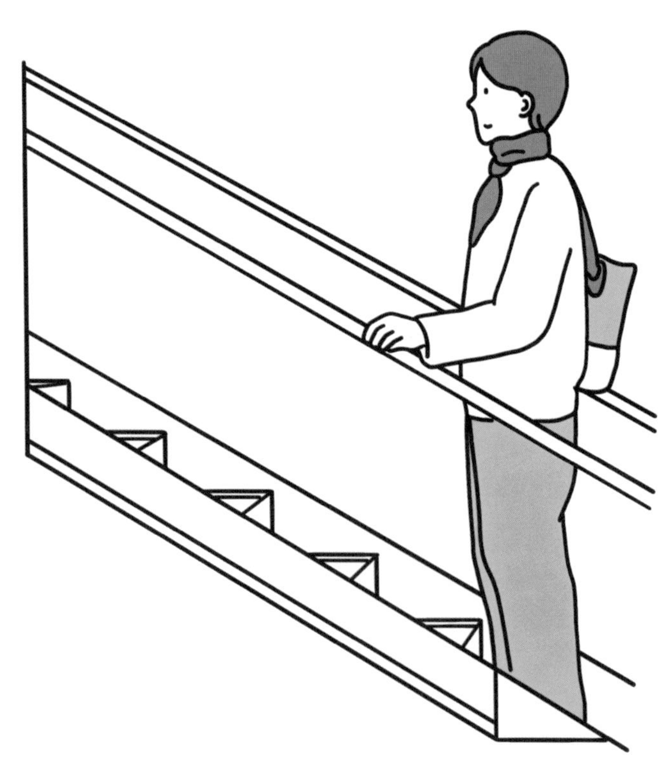

イラスト◎SHOKO TAKAHASHI

NEATは何の略語？

Non
Exercise
Activity
Thermogenesis

＝ 非運動性熱産生

日常生活での筋肉を使った動き

階段を使う

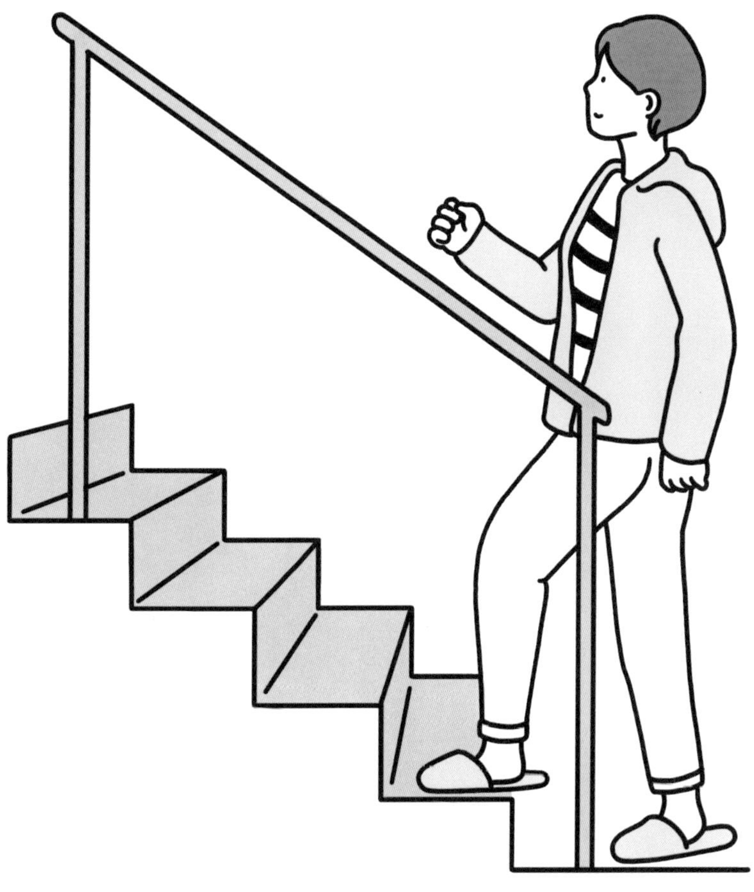

ではなく…

立つ、座る、歩くといった日常動作が筋トレに！

NEATでラク〜にやせる

日常動作に少しの負荷を加えることで、身体を鍛える「NEATトレーニング」。難しい動作がないため、誰でも手軽にスタートできる筋トレ法です。やり方や日常生活への取り入れ方について、詳しく紹介します。

NEATトレーニングとは…

日常動作にちょっとの負荷を加えること

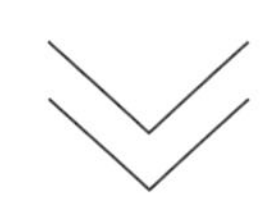

例えば

エスカレーターではなく、階段を使う	家事をテキパキ行う	電車やバスで座らない
よく噛んで食べる	イスから立ち上がるときに屈伸する	通勤バッグを少し重ためにする

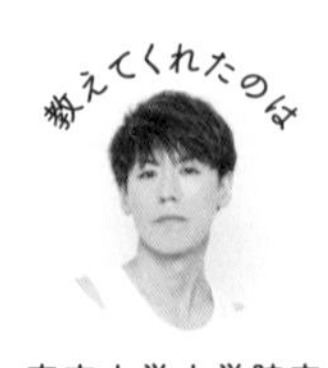

教えてくれたのは
東京大学大学院卒
パーソナルトレーナー
比嘉一雄さん

運動時間は増やさず、NEATでダイエット！

筋トレは健康的なスタイルを作るためには欠かせないものですが、「ダイエットしなきゃ」「身体を細くしたい」と思ったとき、「筋トレをすると、体形がガッシリしてしまいそう」と考える人も多いのでは？　しかし、よほどトレーニングの負荷を大きく、もしくは回数を多くしない限り、ボディービルダーのような体形になることはありません。逆に、ある程度の筋肉をつければ、何もしなくても消費される「基礎代謝」が向上するため、ダイエットしたい人やスタイルを良くしたい人に筋トレはおすすめです。

通常、幼少期から20歳ごろまでは、

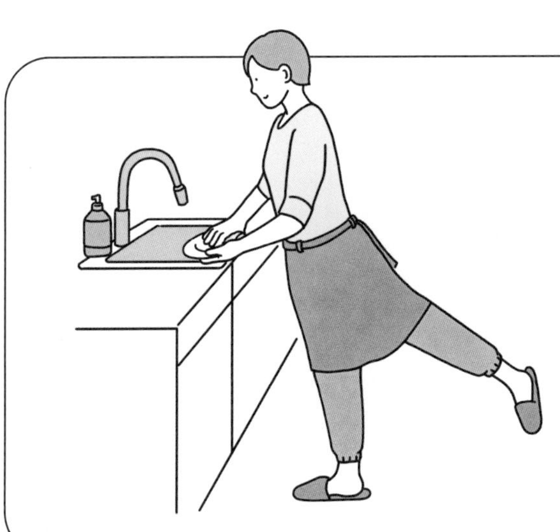

NEATトレーニングは

- 激しい運動をしなくてもいい
- 難しいプロセスがない
- お金がかからない
- トレーニングのためにわざわざ時間を割かなくていい

こんな人におすすめ！

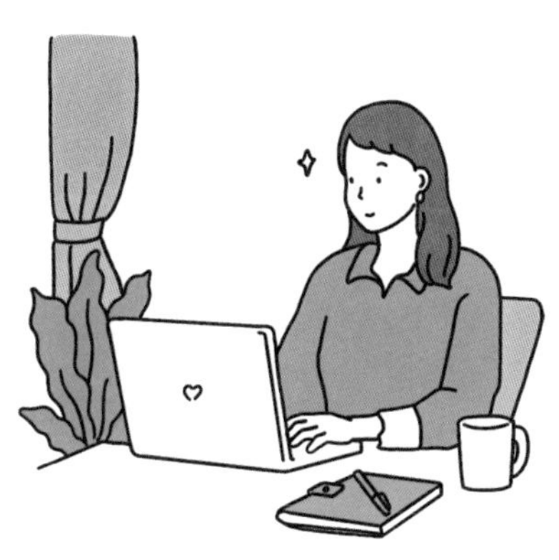

パソコン作業が多い人、在宅勤務が中心の人

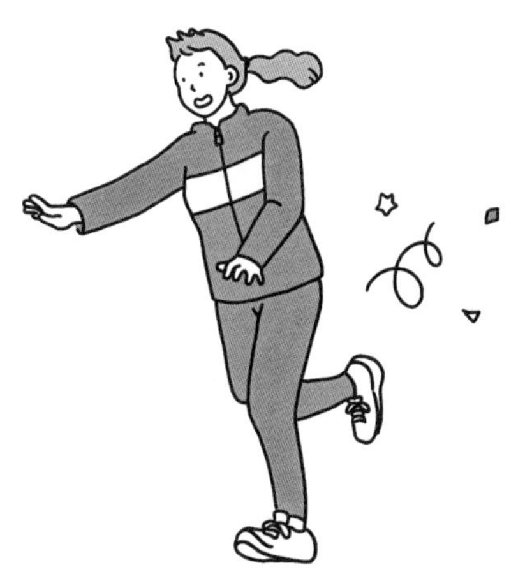

運動経験が浅い人

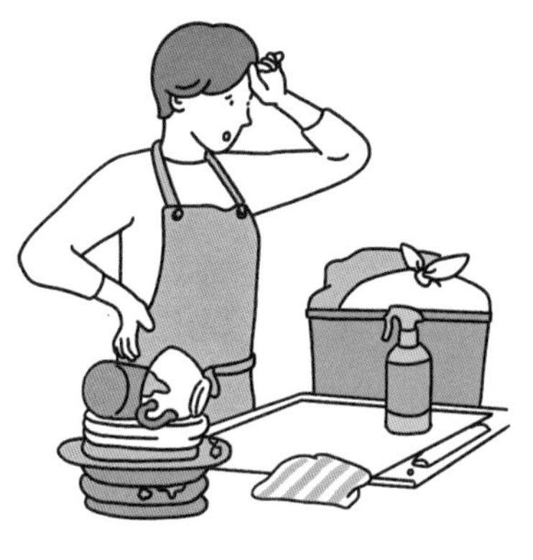

仕事や家事で運動する時間がない人

年齢を重ねるにつれて筋肉の量は増え、筋繊維が太く長くなっていきます。ところが、それを境に少しずつ筋肉の量は減っていき、30〜50代であまり運動しないで過ごすと、急激に減少。80代になるころには5割程度にまで減少するというデータもあるほど。

とはいえ、いままで運動習慣がなかった人に「今日から筋トレをしましょう！」と言っても、何から始めればいいのかわかりませんよね？　そんな人におすすめなのが「NEATトレーニング」。立つ、座る、歩く、掃除するといった、日常生活で筋肉を使う動きに少しの負荷をプラスして筋トレをしましょう、というもの。

例えば、座る動作のとき、お尻を後ろに突き出すようにすると、お尻と太もものトレーニングに。ゆっくり時間をかけて行えば、より負荷を大きくすることもできます。ほかにも、歩き方を変えるだけで、下半身を整えるトレーニングに。大股歩きをするとヒップアップや美脚効果、つま先歩きをするとふくらはぎと足首の引き締め効果が期待できます。

座る・立つ

太ももやお尻の筋肉は身体の中でも大きいとされる筋肉。
大きい筋肉から鍛えることで基礎代謝が上がるため、
効率的に体脂肪を減らすことも。

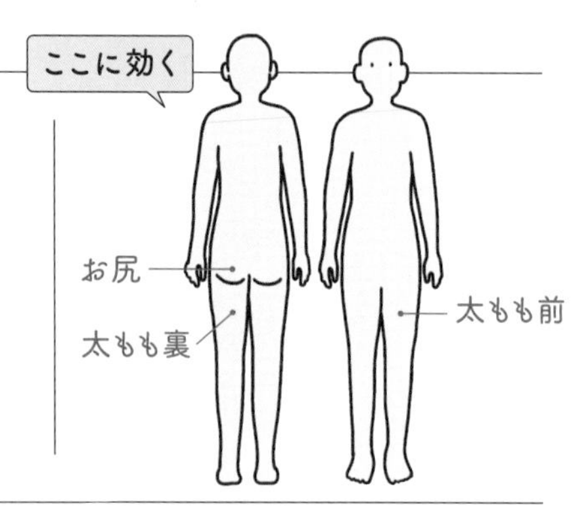

座るとき

太ももに効かせるには

ラクやせ
豆知識

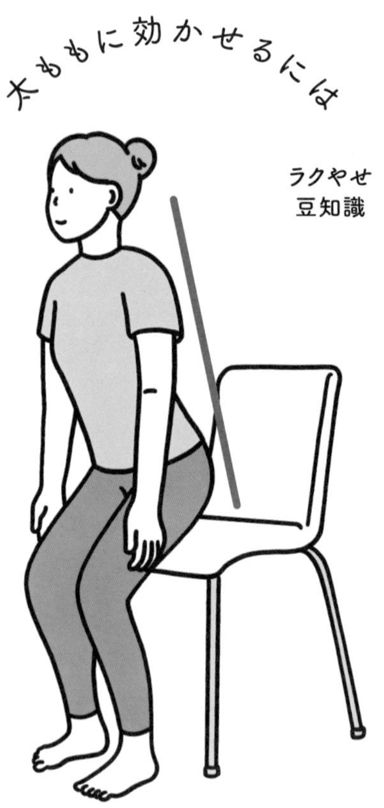

背中を
真っ直ぐにして
3秒かけて座る

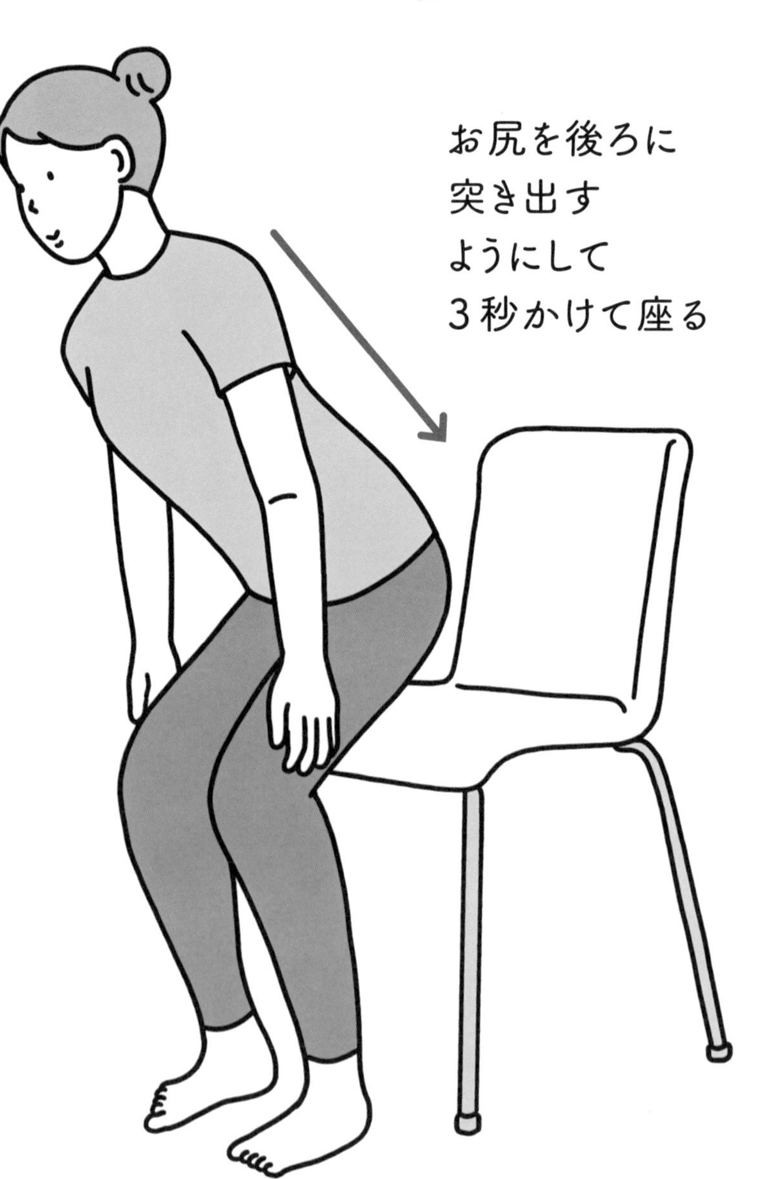

お尻を後ろに
突き出す
ようにして
3秒かけて座る

こんなシーンで実践！

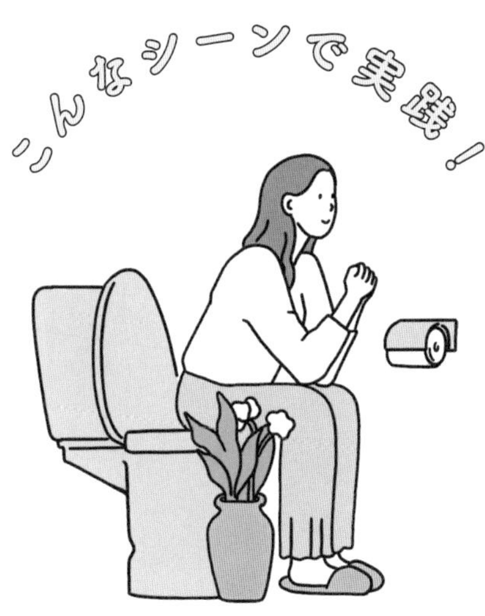

トイレに行ったとき

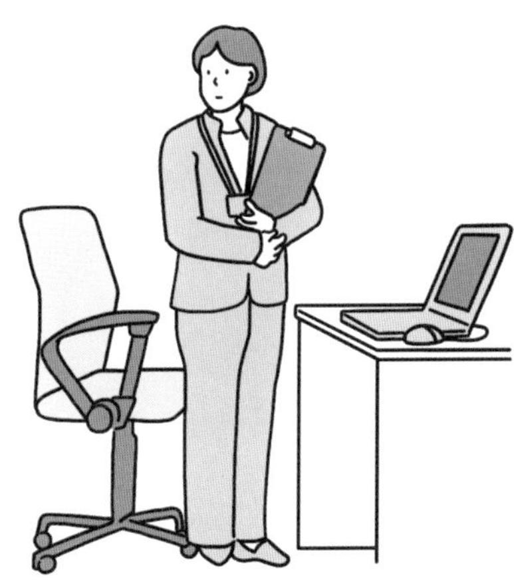

デスクワークのすき間に

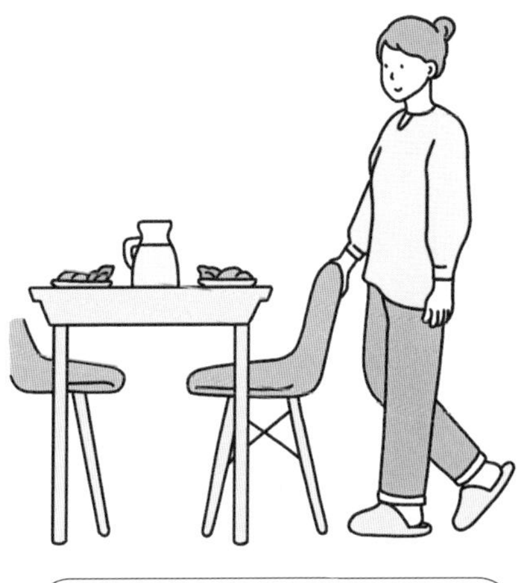

食卓を囲むとき

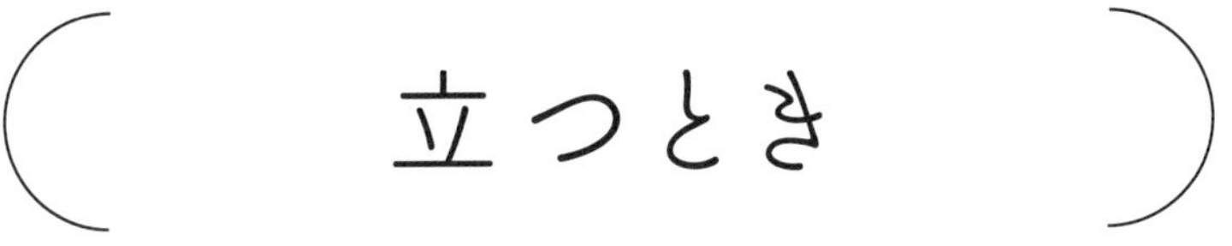

立つとき

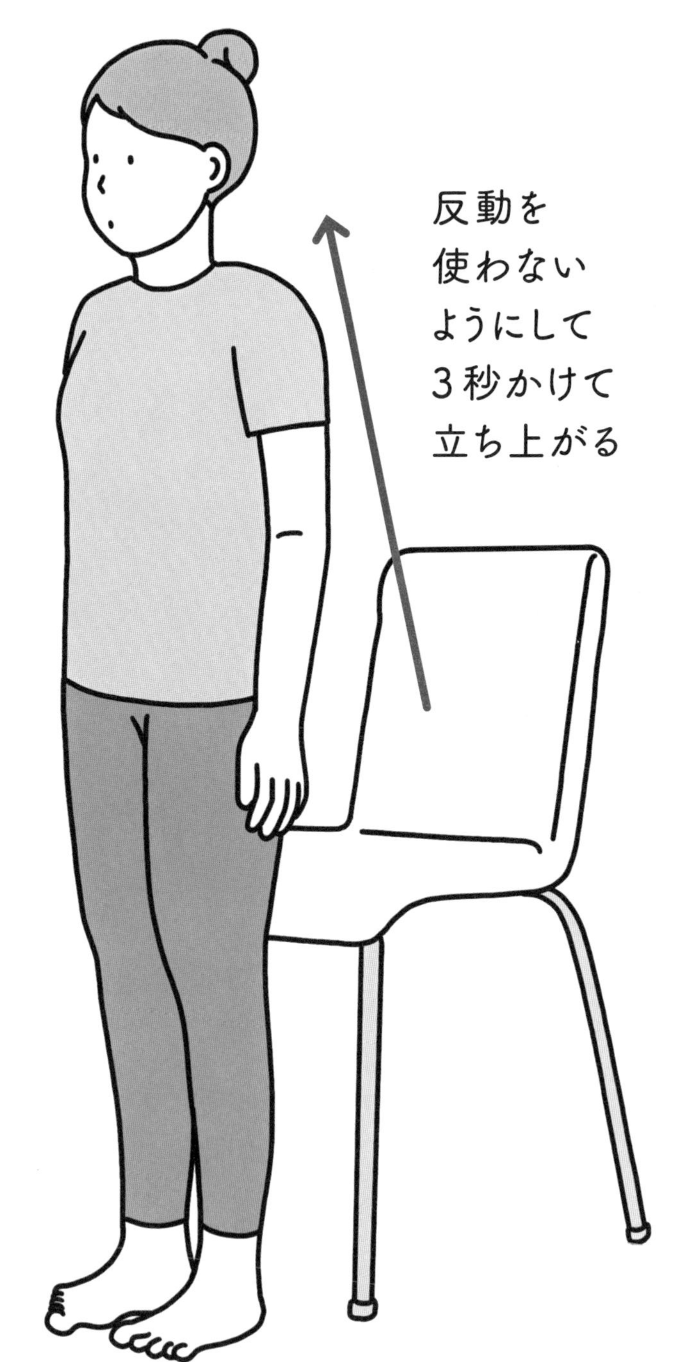

反動を
使わない
ようにして
3秒かけて
立ち上がる

ラクやせNEATトレ
2

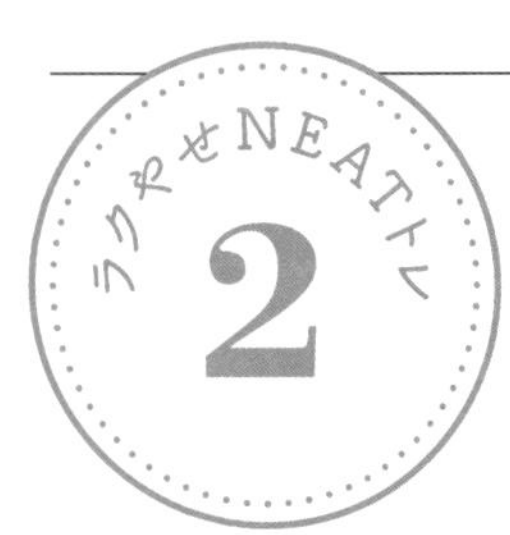

歩く

ウォーキングは有酸素運動としても筋トレとしても効果的。
また、美脚を作るためには、足の前側（すね）と
後ろ側（ふくらはぎ）をバランスよく鍛えることもポイントに。

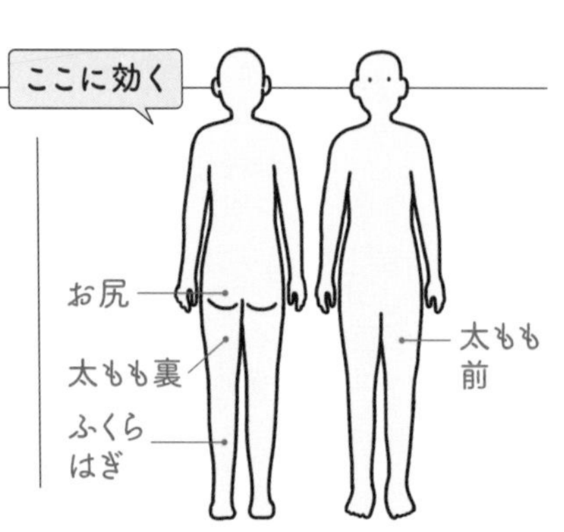

かかと歩き

できるだけ
姿勢は
真っ直ぐな状態を
キープするのが
ポイント
つま先を上げ、
かかとで歩く

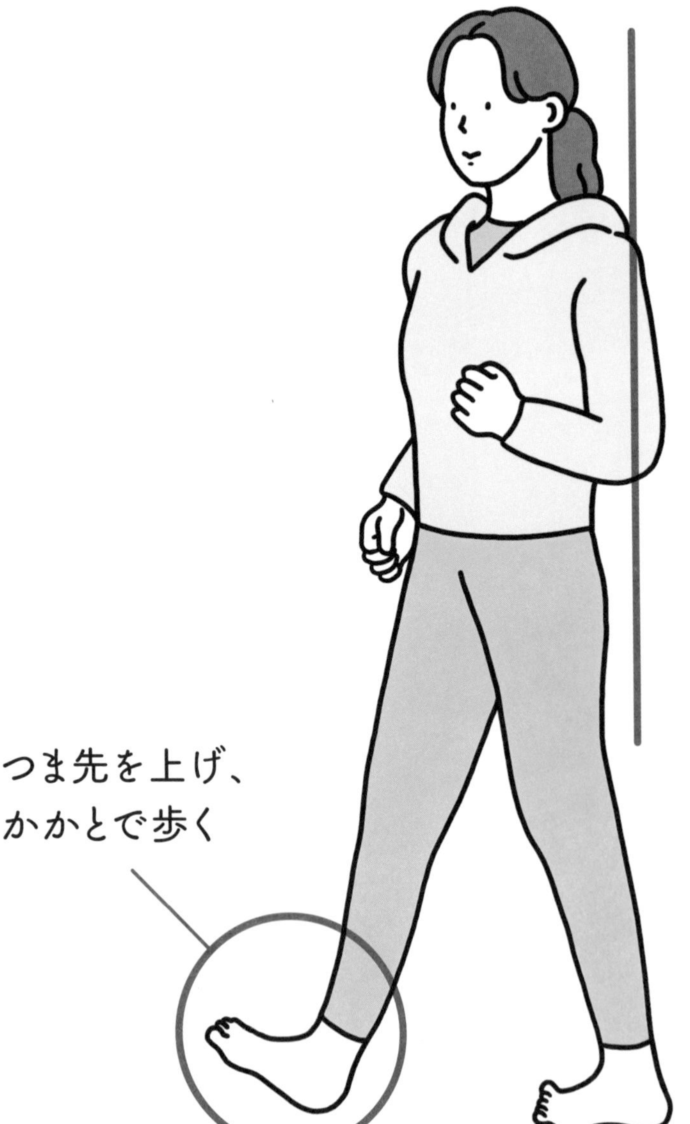

大股歩き

できるだけ
歩幅を
大きくして
歩く

つま先歩き

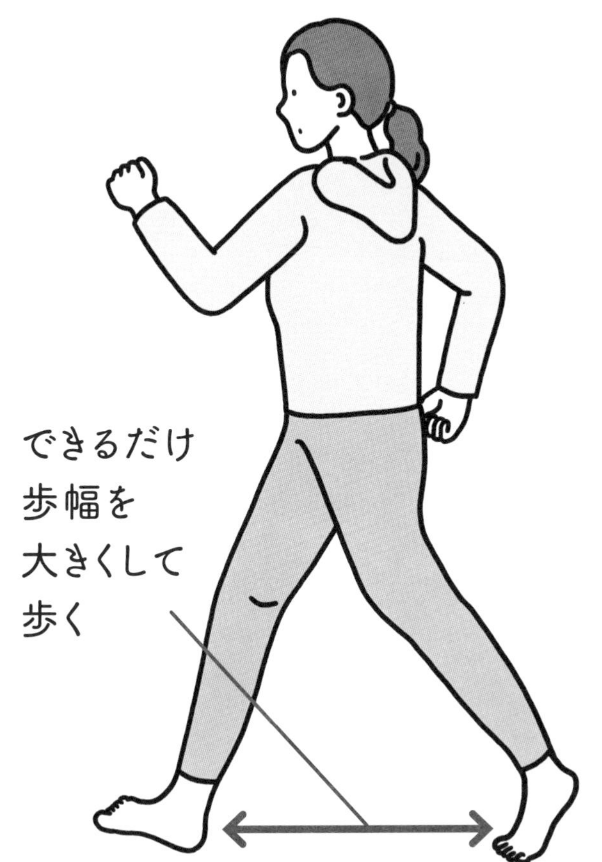

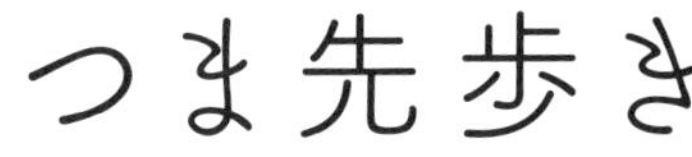

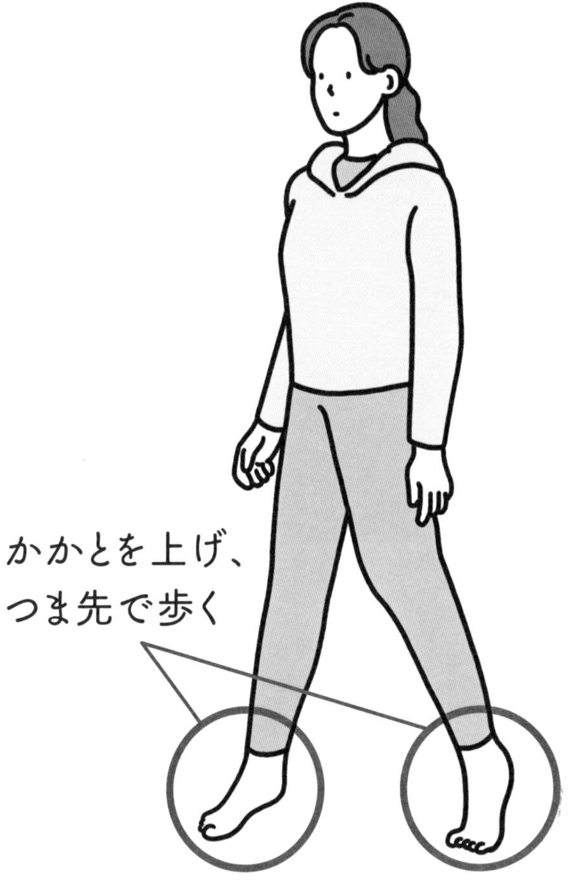

こんなシーンで実践！

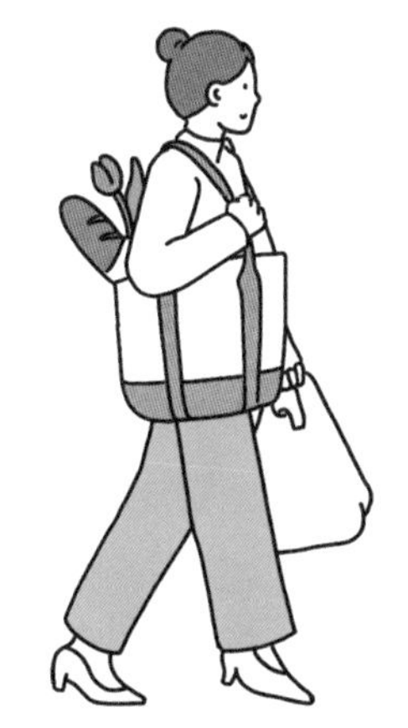

買い物に行くとき

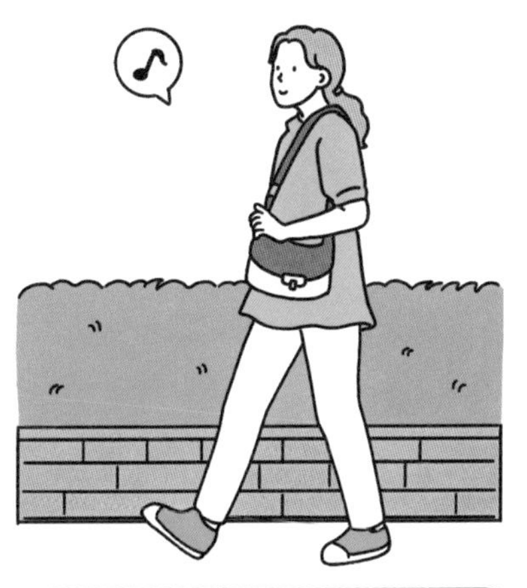

散歩をするとき

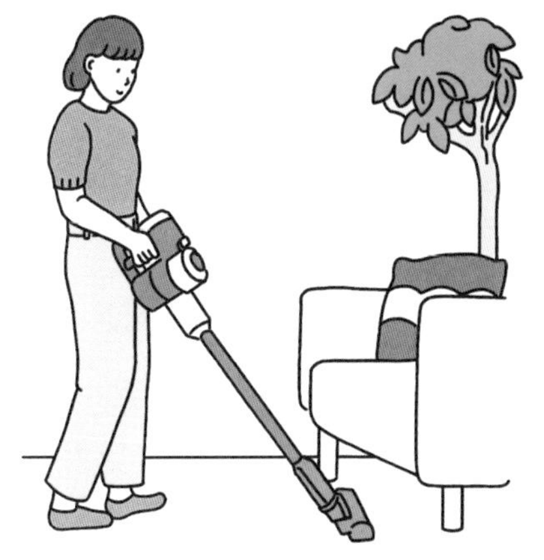

家事をするとき

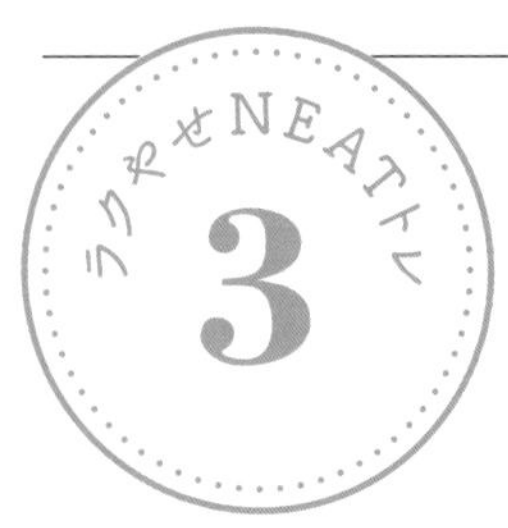

お腹をねじる

身体をねじることで、お腹の横側の筋肉（腹斜筋）を鍛える。
左右バランスよく筋力をつけることで、
きれいなくびれを作るのに効果的。

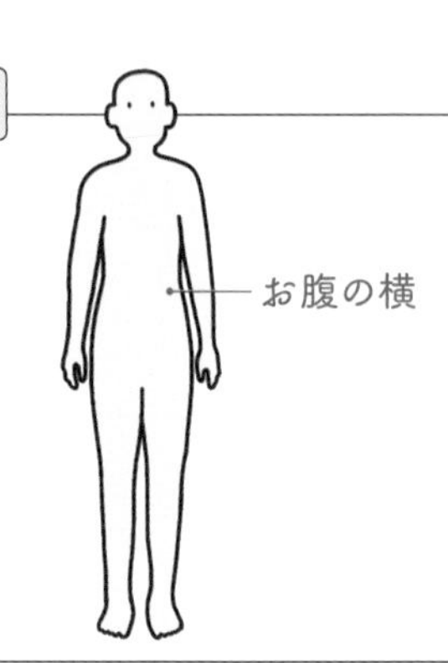

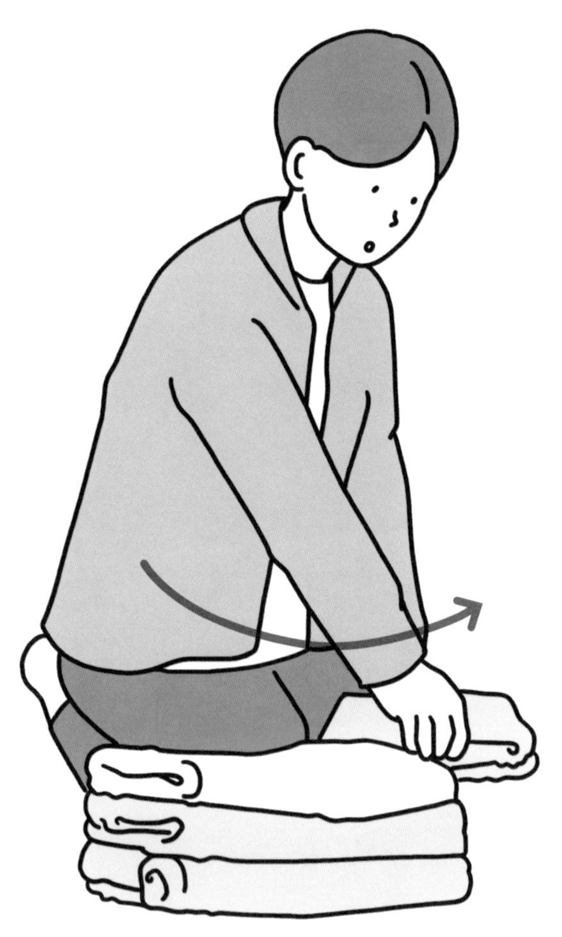

たたんだ洗濯物を
身体をひねりながら
できるだけ遠くに置く

慣れてきたら

ラクやせ
豆知識

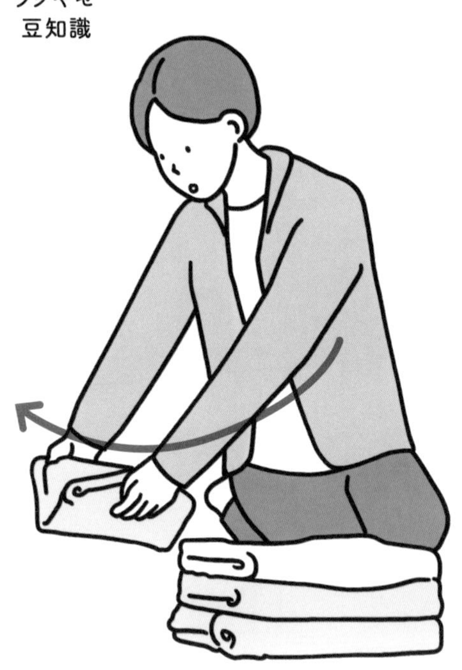

トレーニングを続けていると、身体は少しずつ刺激に慣れてくるため、レベルアップしていくことが大切。「このくらいなら、ラクにできる！」と感じたら、少し遠くへ置くようにしてみて。

ラクやせNEATトレ 4

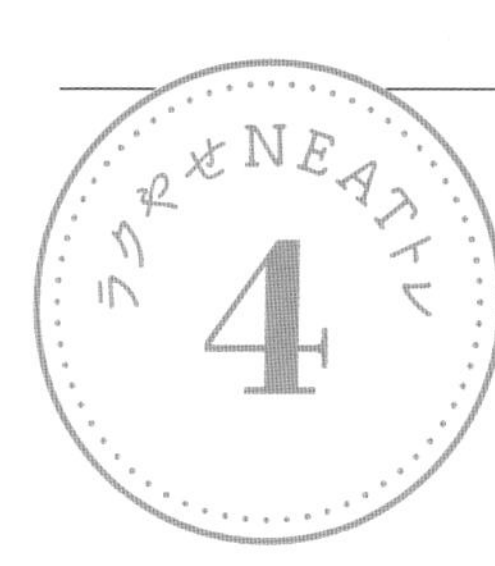

片足を上げる

筋力の衰えとともに、お尻が下がってきてしまうのを防ぐ。
太ももと同様、お尻の筋肉も大きな筋肉のため、
筋力をつけることで基礎代謝アップにもつながる。

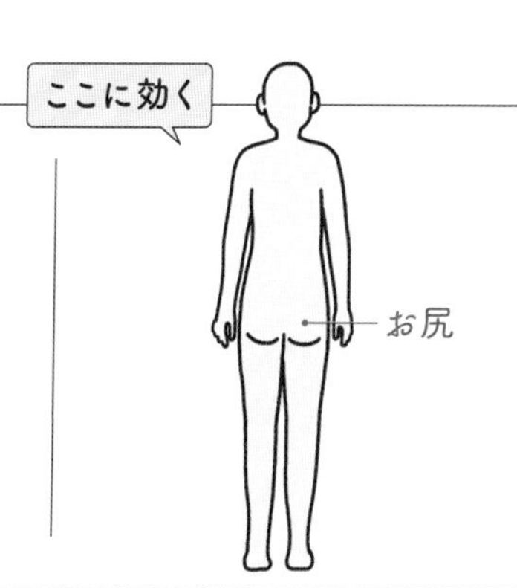

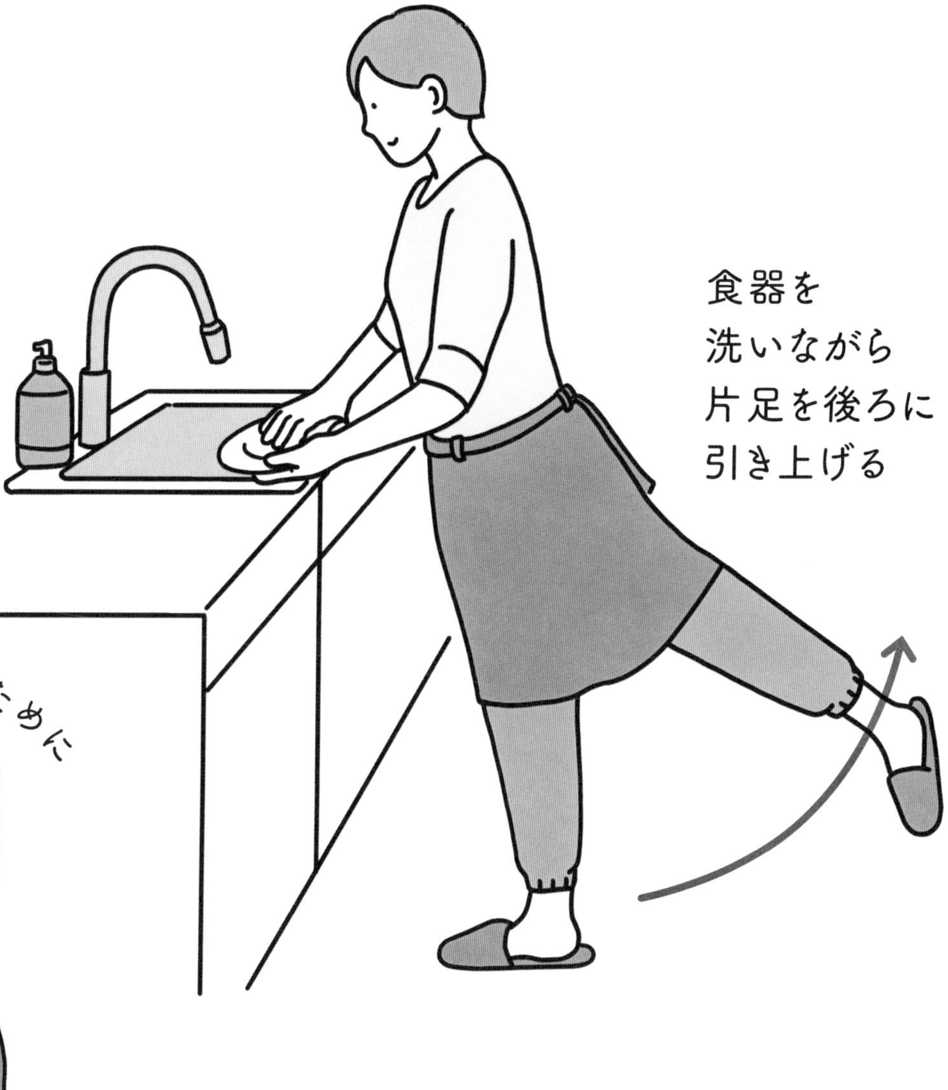

食器を
洗いながら
片足を後ろに
引き上げる

しっかり効かせるために

ラクやせ
豆知識

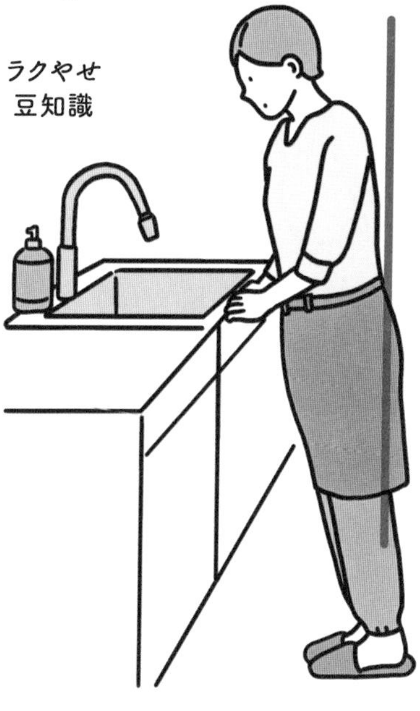

筋トレは「ただやる」だけでは、十分な効果を得られないことも。大切なのは正しい姿勢で行うこと。前傾姿勢にならないよう、できるだけ真っ直ぐな状態をキープしながら実践してみて。

第2章

ほっそりとした二の腕、バストアップ、くびれを目指す！

部位別 自重筋トレ

自重トレーニングは、自宅にいながら実践でき、
ジムに通う費用、ダンベルやマシンなどの
トレーニング器具にお金をかけずにできるのがメリット。
やる気次第で、
驚くほど体形を変化させる実践法とは？

初心者でも気軽にできる！ 体重を負荷にする筋トレ

筋トレを始めるにあたって、器具やマシンを使わず、もっとも簡単にできるのが「自重トレーニング」です。比較的、負荷が少なく、トレーニング経験が浅い人にもおすすめ。

そう聞くと、「手軽ではあるけれど、効果を感じにくいのでは？」と考える人もいるかもしれませんが、そんなことはなく、「二の腕を引き締めたい」「ウエストを細くしたい」など、身体のパーツごとに、集中的にトレーニングできるのも自重筋トレのメリット。エクササイズの種類も豊富にあるため、全身を満遍なく鍛えることができます。ケガをするリスクが少ないのも、初心者にはうれしいポイントです。

大切なのは、正しいフォームで、目的とする筋肉にしっかり刺激を加えること。自重で負荷が少

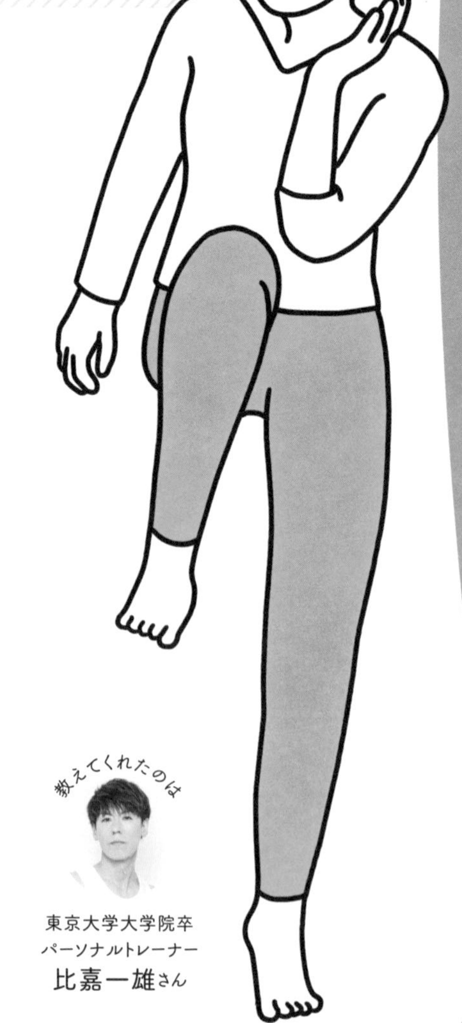

教えてくれたのは
東京大学大学院卒
パーソナルトレーナー
比嘉一雄さん

こんな人におすすめ！

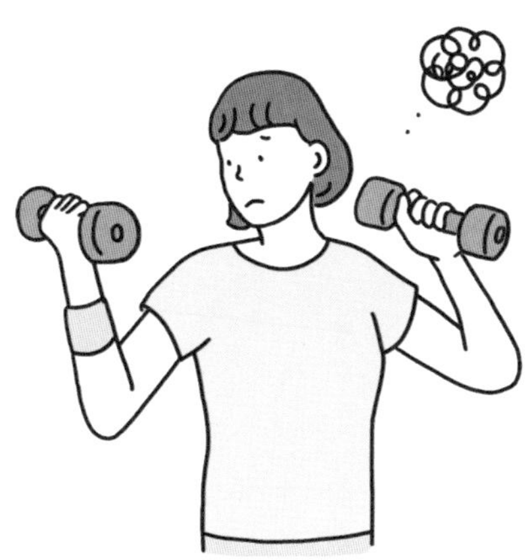

筋トレ経験が浅い人

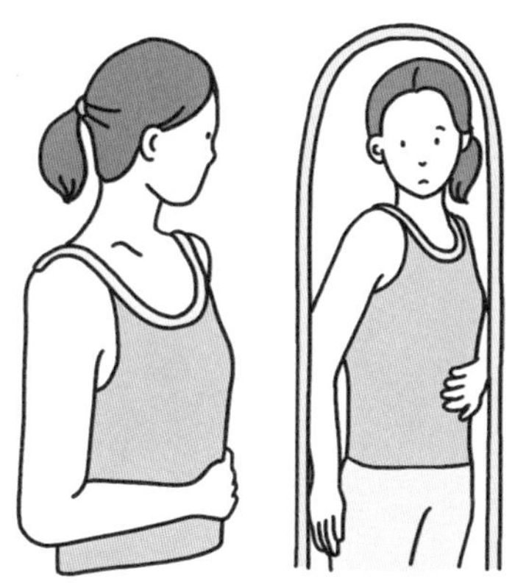

身体のラインを整えたい人

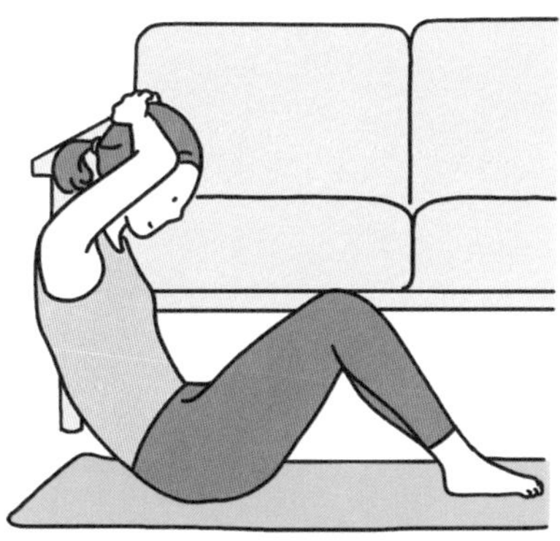

自宅で広いトレーニング
スペースが取れない人

自重筋トレは

- ☑ ケガをするリスクが少ない
- ☑ 道具がいらないため、始めやすい
- ☑ 広いスペースがなくても実践できる

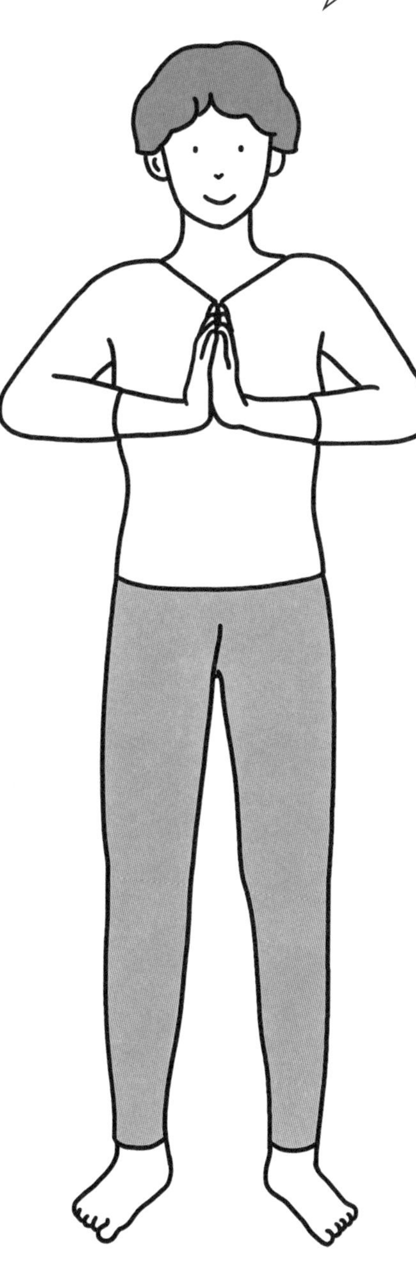

ないからこそ、「何となくやる」だけでは効果を実感することはできません。短い時間でも、集中して取り組むことで、身体の変化を実感できます。

次ページから、体形の変化が見えやすい、二の腕、胸まわり、お腹まわりのトレーニング方法を詳しく紹介します。

腕まわりの筋トレ

筋肉が不足すると、二の腕がたるむ原因に。
自重トレーニングは、必要以上の筋肉がつかないため、
健康的にほっそり見える二の腕作りに効果的。

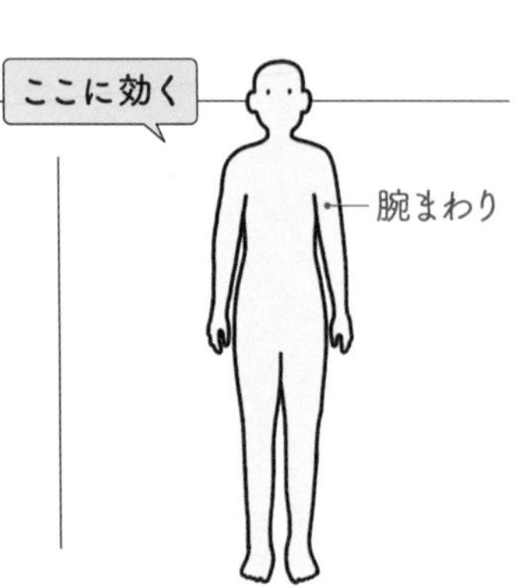

上腕二頭筋

1

足を肩幅に開き、
左手を下にして
手を合わせる

2

両手を
押し合いながら、
上下にゆっくり
動かす。
手を入れ替えて
行う

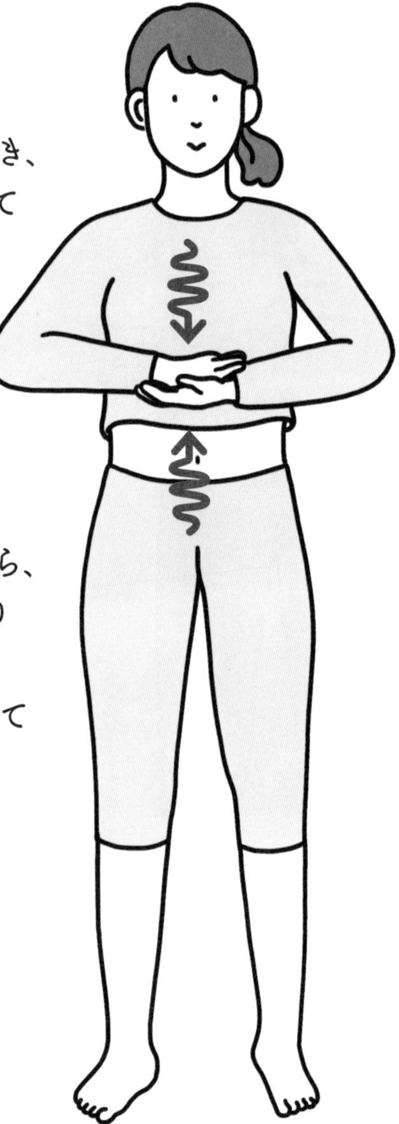

上腕三頭筋

準備するもの

タオル

1

足を肩幅に開き、
背中側でタオルを
上下に持つ

2

タオルが
斜めにならないよう
真っ直ぐを
キープしながら、
ゆっくり上下に
動かす

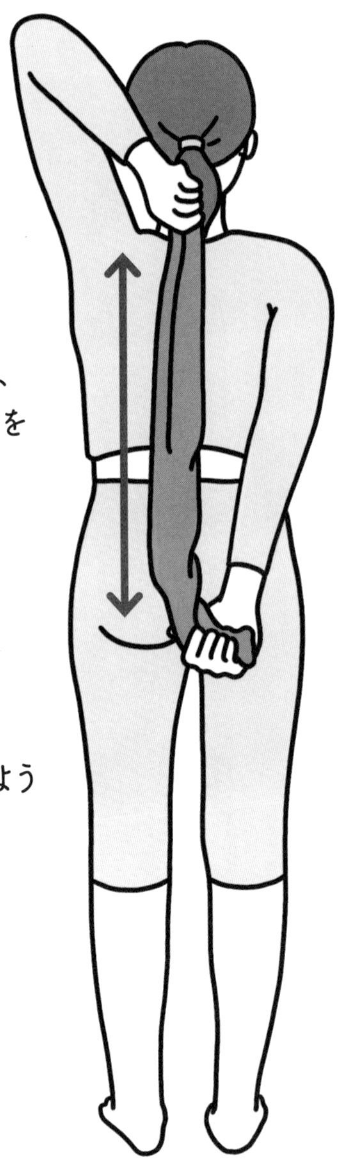

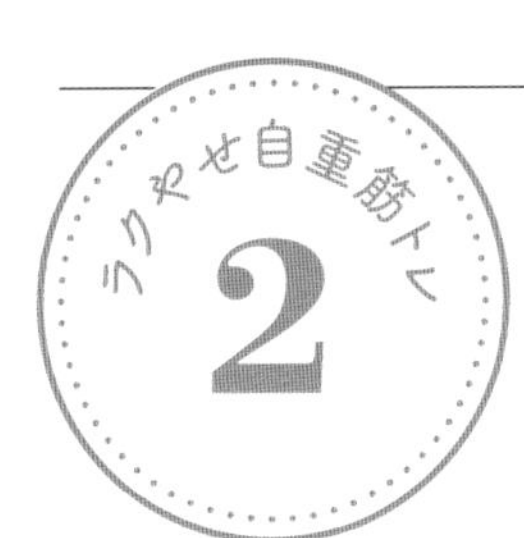

胸の筋トレ

年齢を重ねても、きれいなバストをキープするためには、
大胸筋が重要なポイント。鍛えることで、
胸を引き寄せて上げる力がつくため、バストアップ効果も。

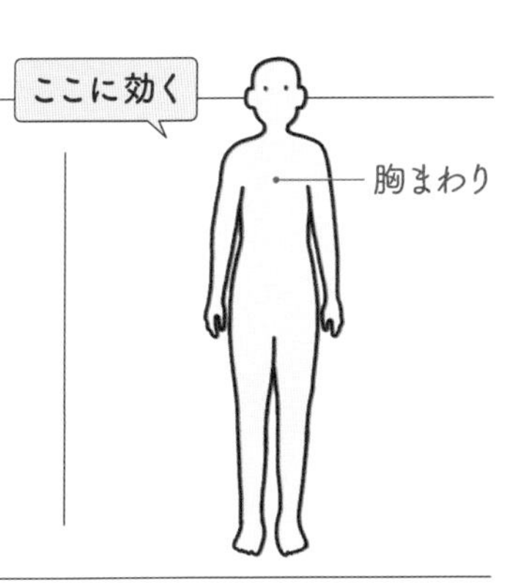

1 胸の前で両手を合わせる

2 両手で押し合いながら、左右にゆっくり動かす

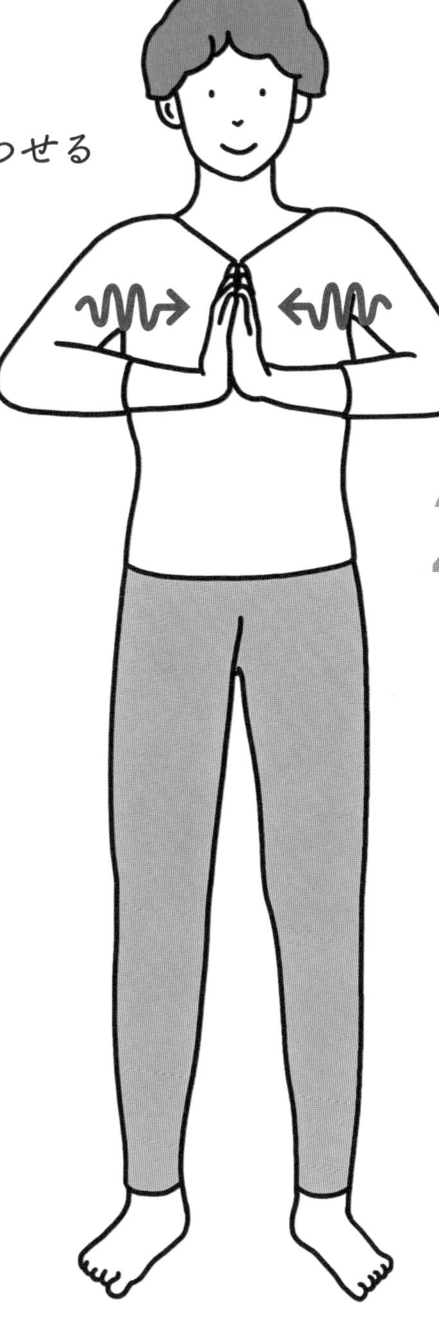

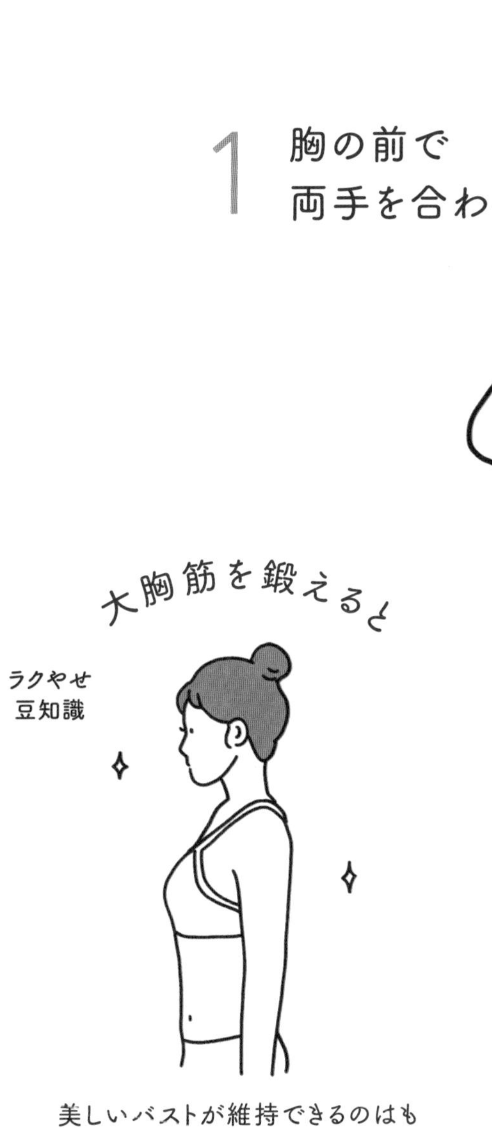

ラクやせ豆知識

美しいバストが維持できるのはもちろん、デコルテラインがきれいに見え、姿勢改善にも効果的。大胸筋も大きな筋肉の1つのため、基礎代謝が上がり、やせやすい身体に。

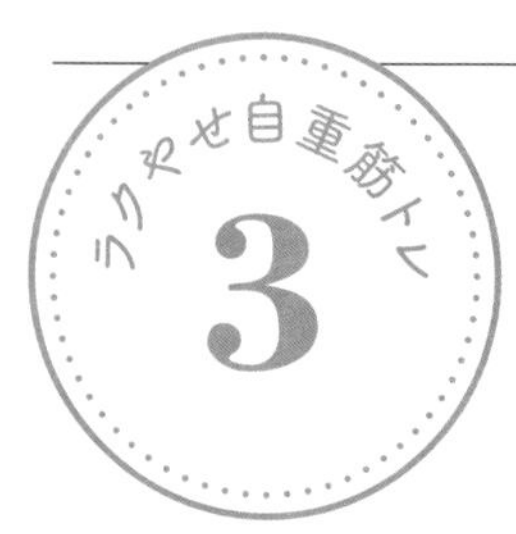

お腹の横の筋トレ

脇腹のあたりについている筋肉で、内腹斜筋と外腹斜筋の2種類があり、コルセットのような役割をしている。寝返りや振り返りなど、上半身をねじる動作で活動が高まる。

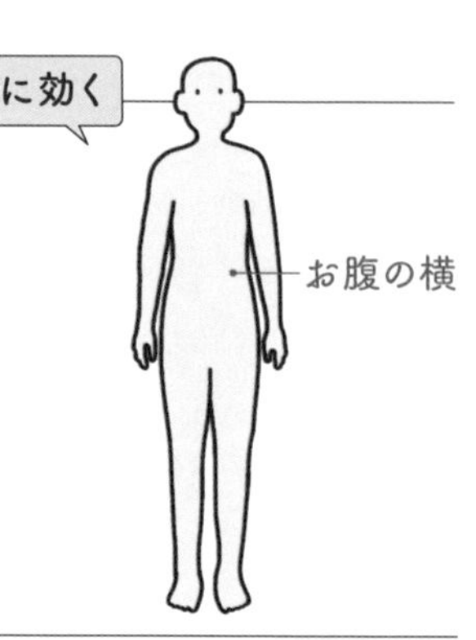

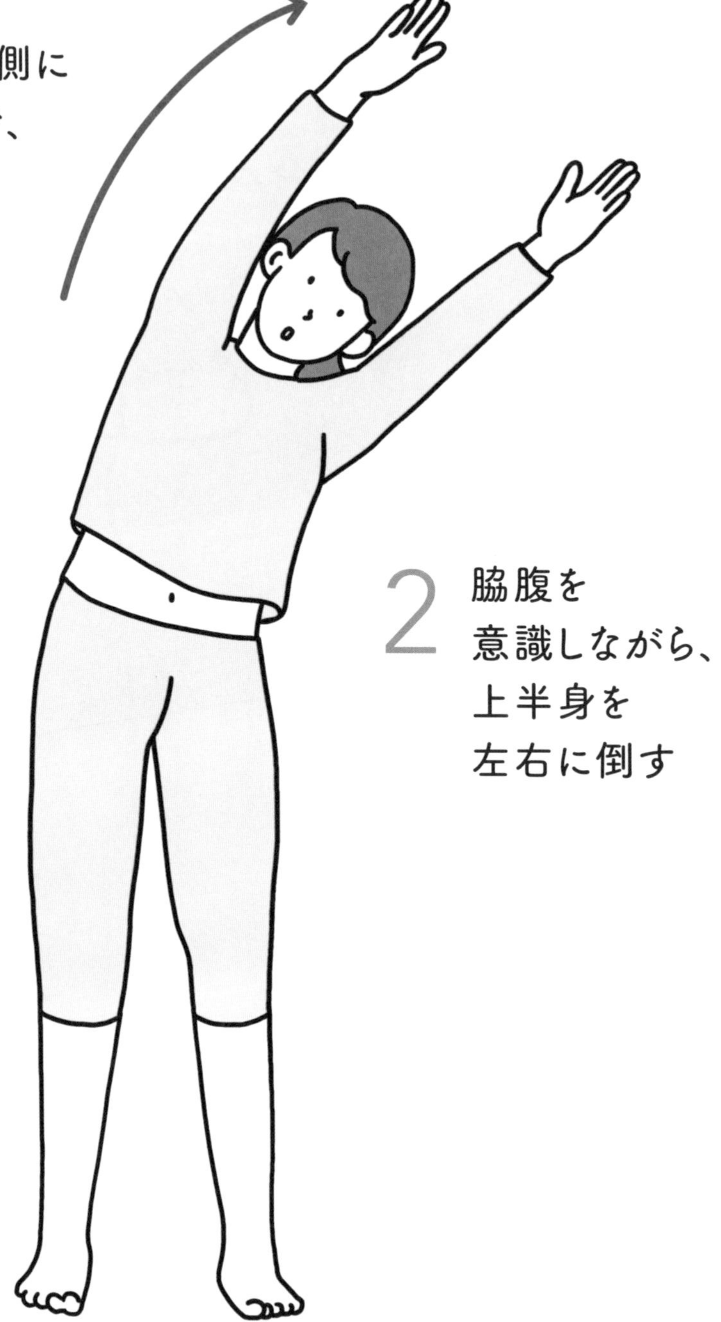

1 手のひらを内側に向けた状態で、両手を上げる

2 脇腹を意識しながら、上半身を左右に倒す

ラクやせ豆知識

腹斜筋を鍛えると

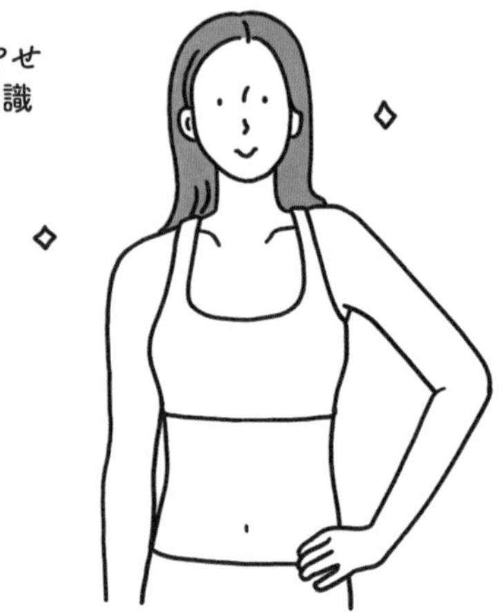

くびれを作る筋肉とされ、トレーニングをするとウエストの引き締めに効果的。また、内腹斜筋を鍛えると、内臓の位置を正しい位置へ矯正してくれる働きも。

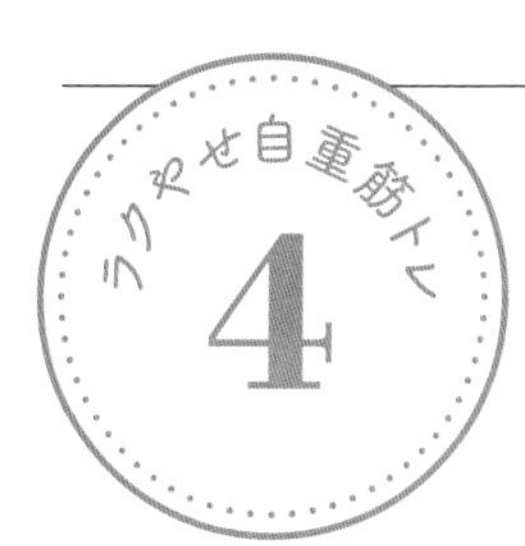

お腹の筋トレ

お腹の真ん中を通っている筋肉を鍛える。いわゆる“シックスパック”とは、腹直筋が表面に浮き出た状態をいい、下腹をスッキリさせるのに非常に大切な筋肉。

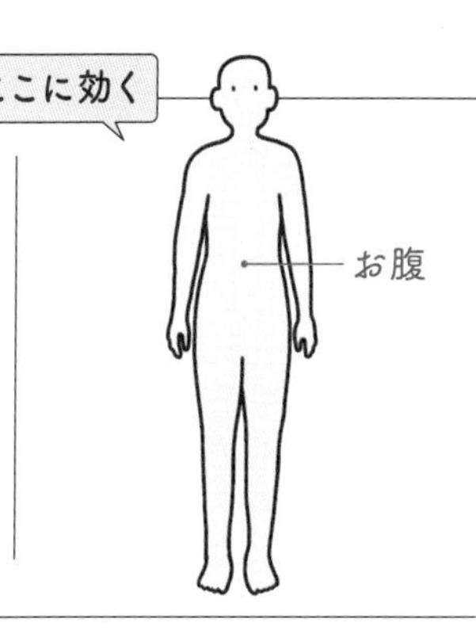

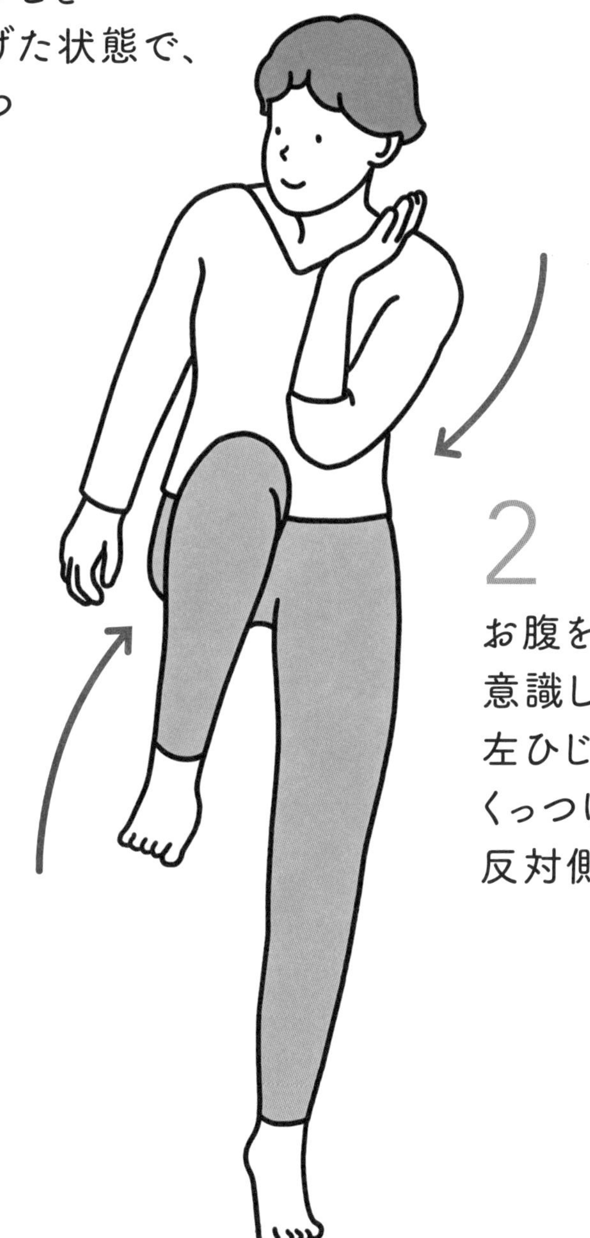

1 左ひじを曲げた状態で、立つ

2 お腹を意識しながら、左ひじと右ひざをくっつけて戻す。反対側も行う

腹直筋を鍛えると

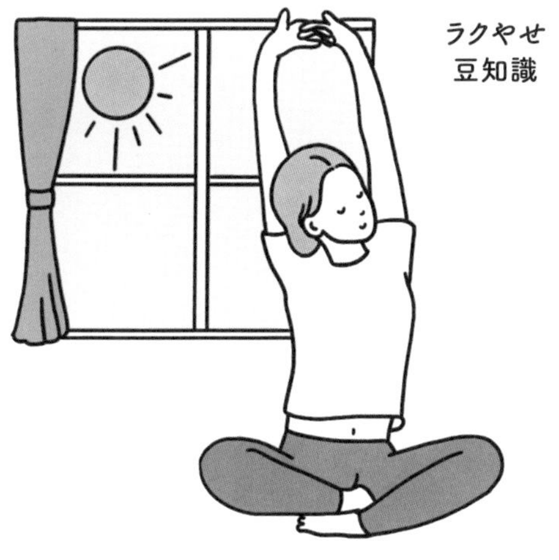

ラクやせ豆知識

お腹まわりをスッキリさせるために必要な筋肉であるのはもちろん、姿勢の改善、腰痛の予防や改善にも効果的。

第3章

わずかな時間で効果を実感！

HIIT

HIITとは？

有酸素運動

期待される効果

- ☑ 体脂肪の減少
- ☑ 持久力の向上
- ☑ 脂質異常症の予防、改善
- ☑ 高血圧の予防、改善
- ☑ 高血糖の予防、改善
- ☑ 骨粗しょう症の予防

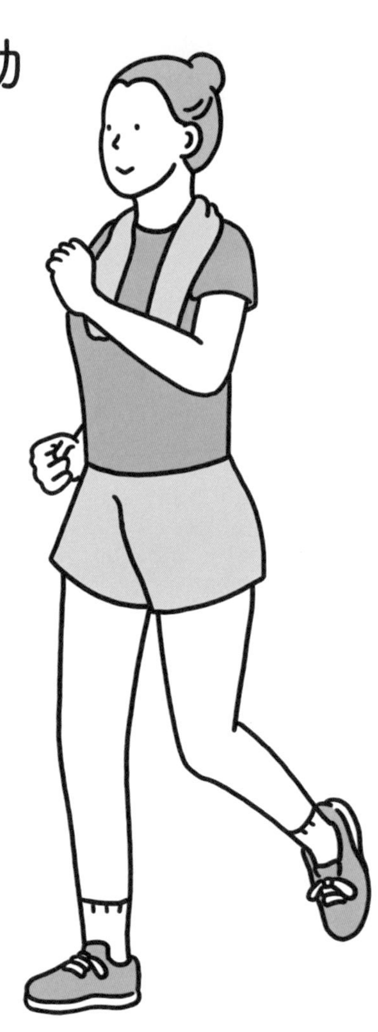

屋内でできる！

1日4分から！

トレーニングを始めても、
効果が実感できず
途中であきらめてしまう……。
そんな人が少なくないのでは？
「HIIT」は、そういった負のルーティンを
くり返している人にこそ、
おすすめのトレーニング法です。
コスパ＆タイパ最強のHIITについて
一挙にご紹介。

筋トレ（無酸素運動）

期待される効果

- ☑ 太りにくく、やせやすい身体に
- ☑ 理想の体形が作れる
- ☑ 冷え性の改善
- ☑ 肩こり、むくみの改善
- ☑ ストレス解消
- ☑ 自分に自信が持てる

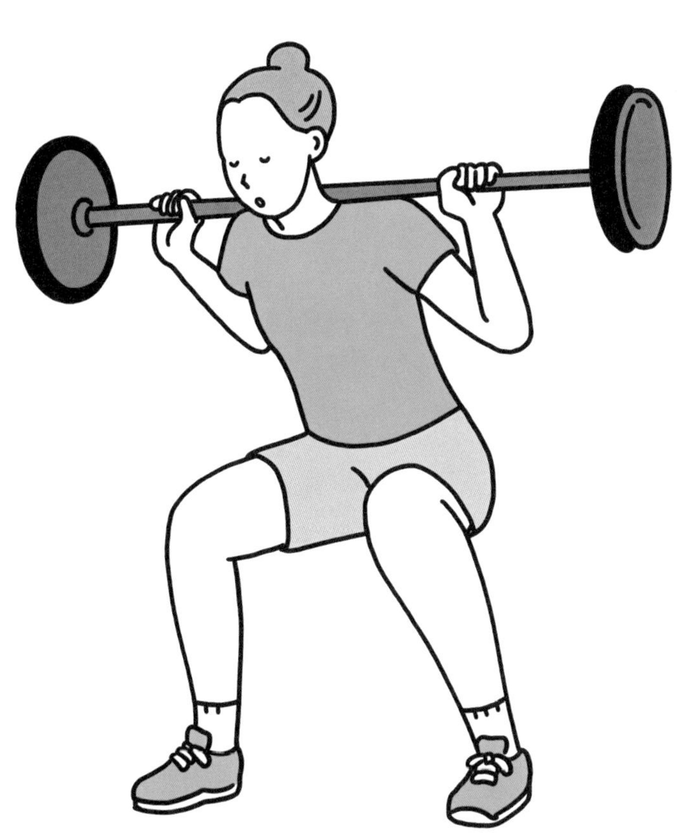

「有酸素運動＋筋トレ」ダブルの効果で、短時間でも効果的に脂肪燃焼！

「短時間で効果を実感できる！」と話題のＨＩＩＴ。いままで、自宅トレーニングでは効果を実感できなかった人にこそおすすめする、究極の筋トレ法の全貌とは？

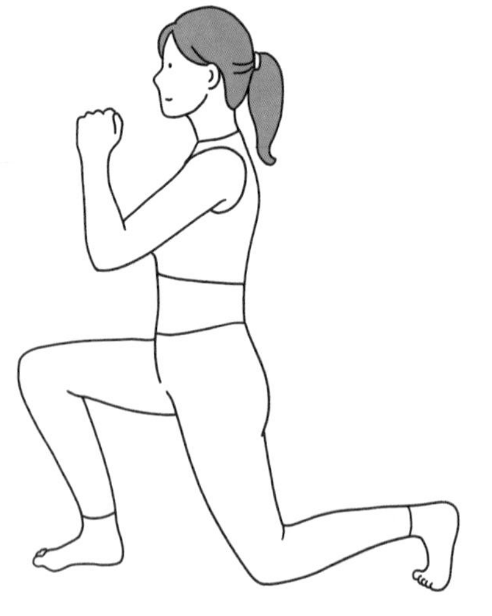

HIITの仕組み

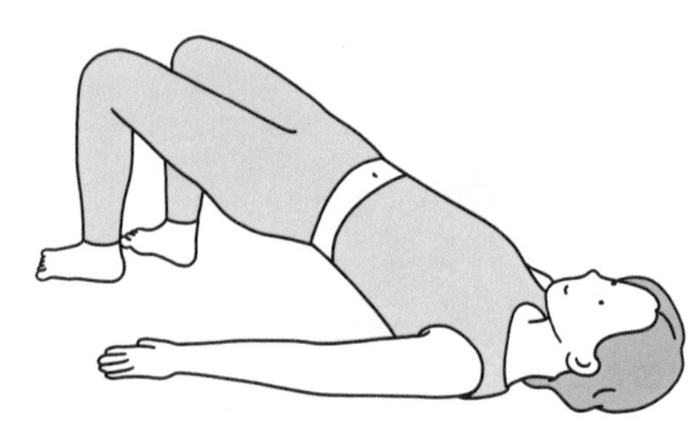

「運動→休憩」をくり返す短時間、高強度の運動法

筋トレと有酸素運動を組み合わせることで、短い時間でも脂肪燃焼効果を実感できると、近年話題のトレーニング法「ＨＩＩＴ」。ジムやフィットネスクラブでも、プログラムとして取り入れているところが増えているといいます。

仕組みは、「無酸素運動」と「有酸素運動」の両者をかねた運動をくり返し、短時間で身体に強い負荷をかけることで脂肪燃焼効果が期待できるというもの。エクササイズの選び方は自由ですが、一例として4種目を2セット行うものをご紹介します。有酸素運動をすることで体力がつき、無酸素運動をすることで筋トレ効果も期待できる、一石二鳥なトレーニング法です。

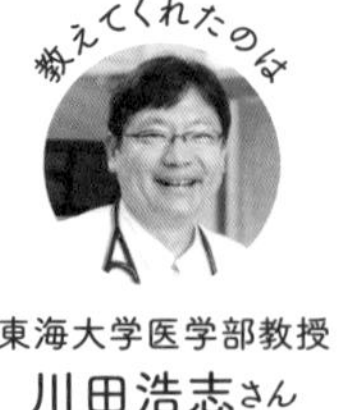

東海大学医学部教授
川田浩志さん

HIITは

- ☑ 短時間のトレーニングで、高い脂肪燃焼効果を期待できる
- ☑ 心肺機能が強化され、持久力が高くなる
- ☑ 動脈硬化、メタボ予防に効果的

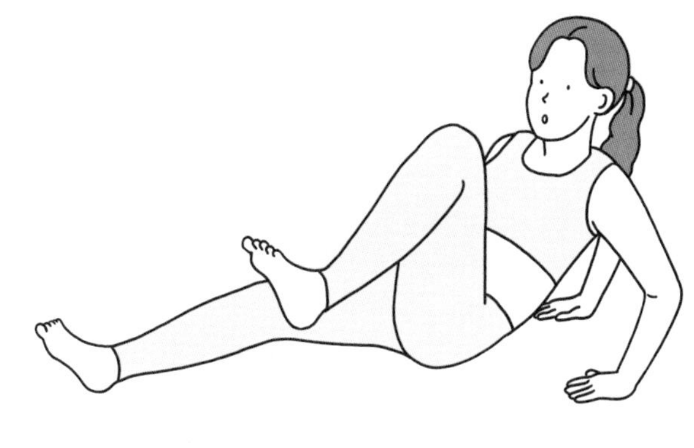

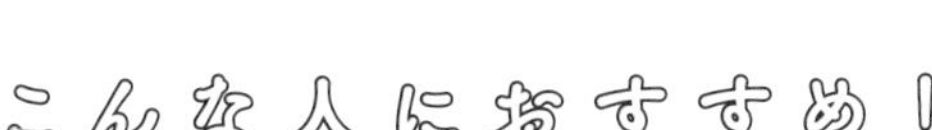

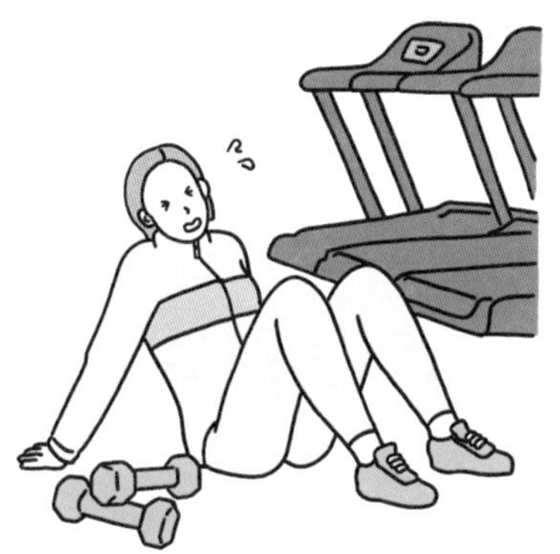

長時間トレーニングをすることが苦手な人

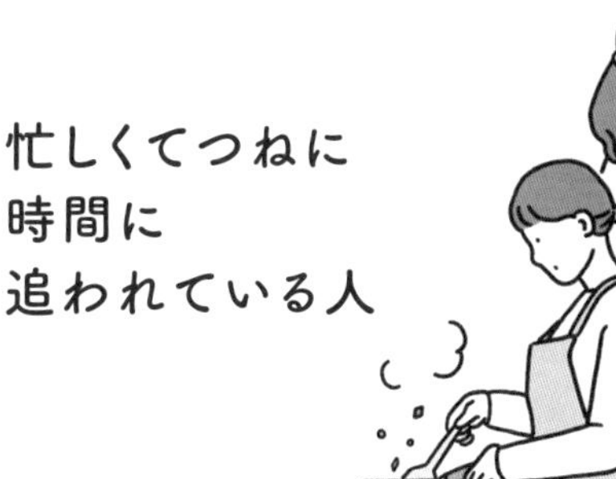

忙しくてつねに時間に追われている人

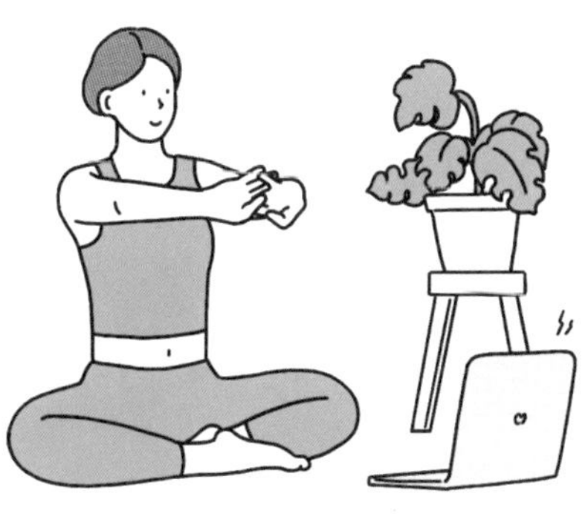

自宅でトレーニングをしたい人

高い強度の運動を**20秒間、全力**で行い、**10秒間休憩**。これを**2**セット行う。

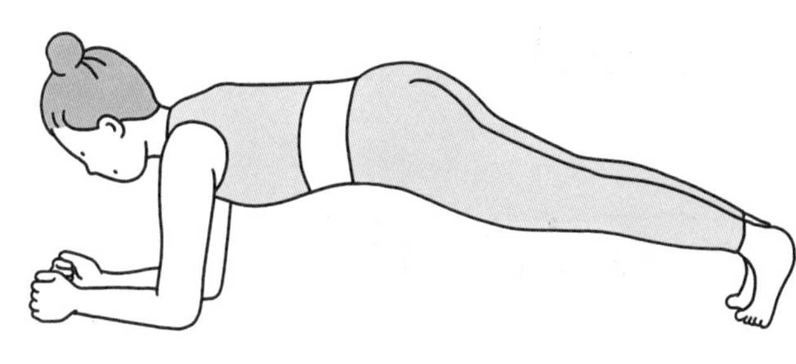

ただしHIITは、短時間で全力を出し切ることで効果を得られるトレーニングのため、かなり負荷が大きくなります。そのため、「絶対にダイエットを成功させる！」といったモチベーションを維持し続ける強い意志が必要です。

いきなりレベルの高いエクササイズをこなすことは難しいため、まずは自宅でもできる、比較的負荷の少ないHIITをご紹介します。

ラクやせHIIT 1

バックランジ

太ももやお尻といった、
大きな筋肉を鍛えることは代謝アップに効果的。
ヒップアップや足を引き締めたい人にもおすすめのトレーニング。

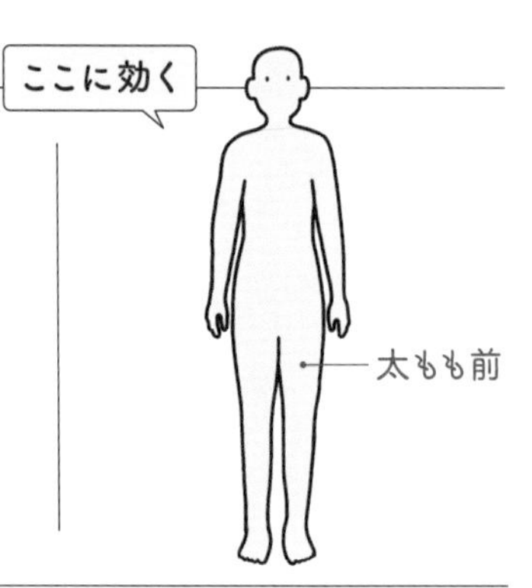

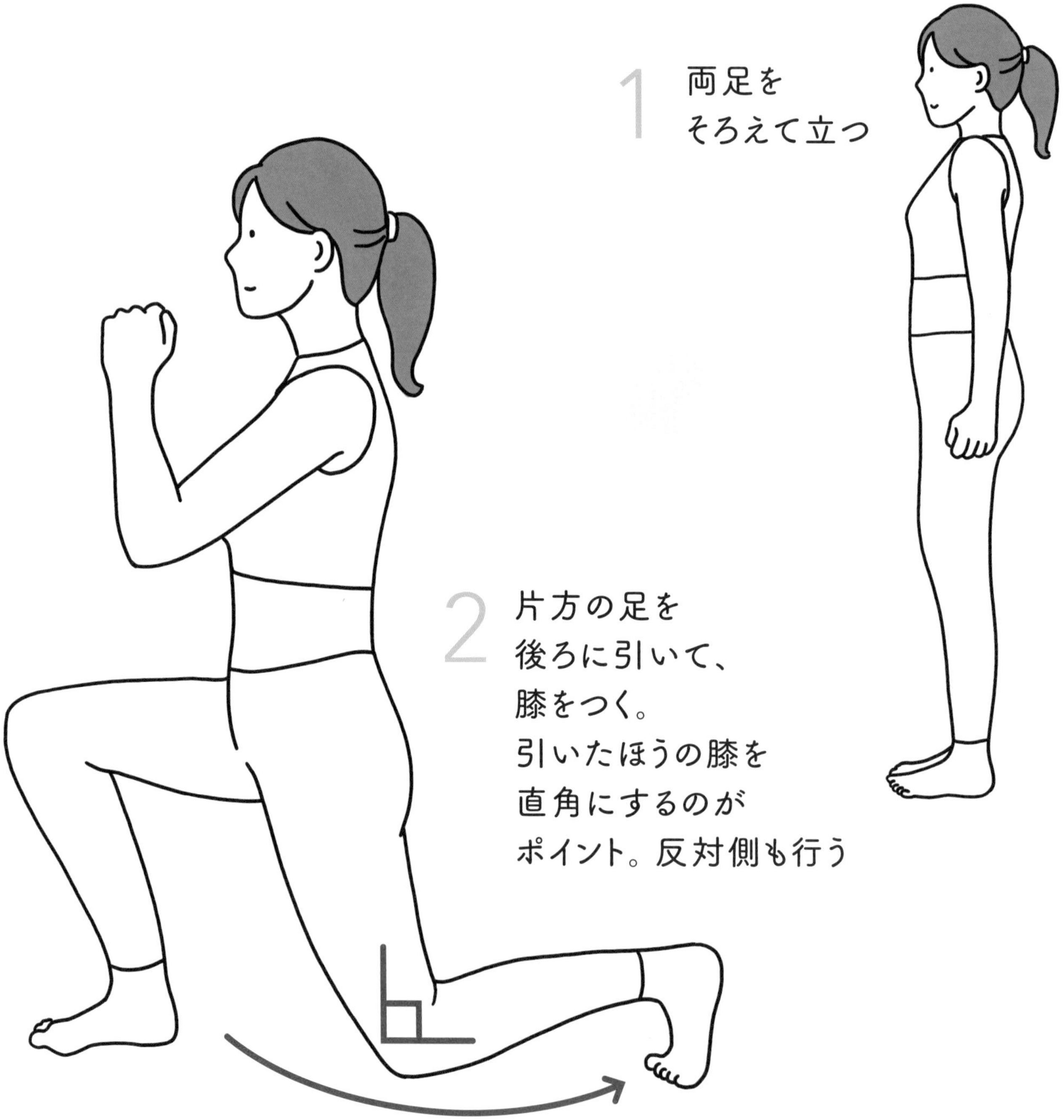

1 両足をそろえて立つ

2 片方の足を後ろに引いて、膝をつく。引いたほうの膝を直角にするのがポイント。反対側も行う

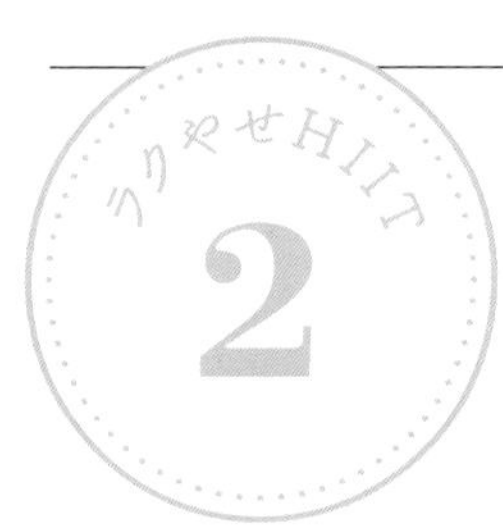

ヒップリフト

おもに背面の筋肉を鍛えるトレーニングで、お尻や太ももの引き締め効果や姿勢の改善にも。負荷をかけたい下半身の筋肉をしっかり意識して行うことがポイント。

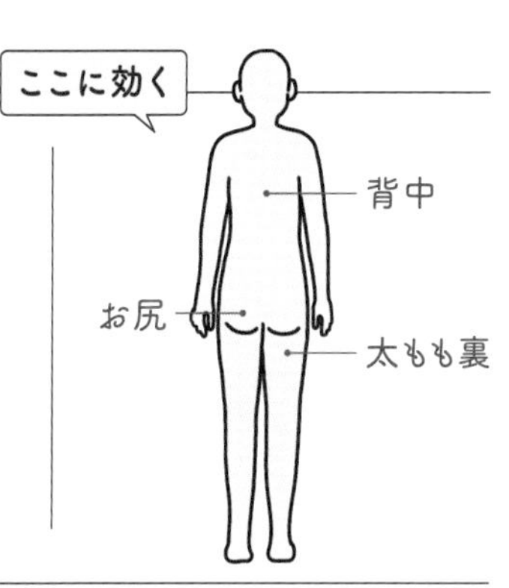

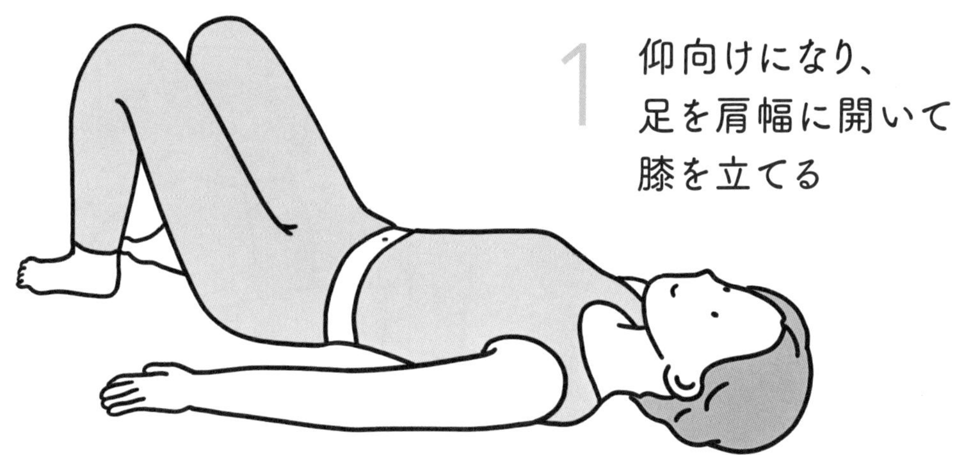

1 仰向けになり、足を肩幅に開いて膝を立てる

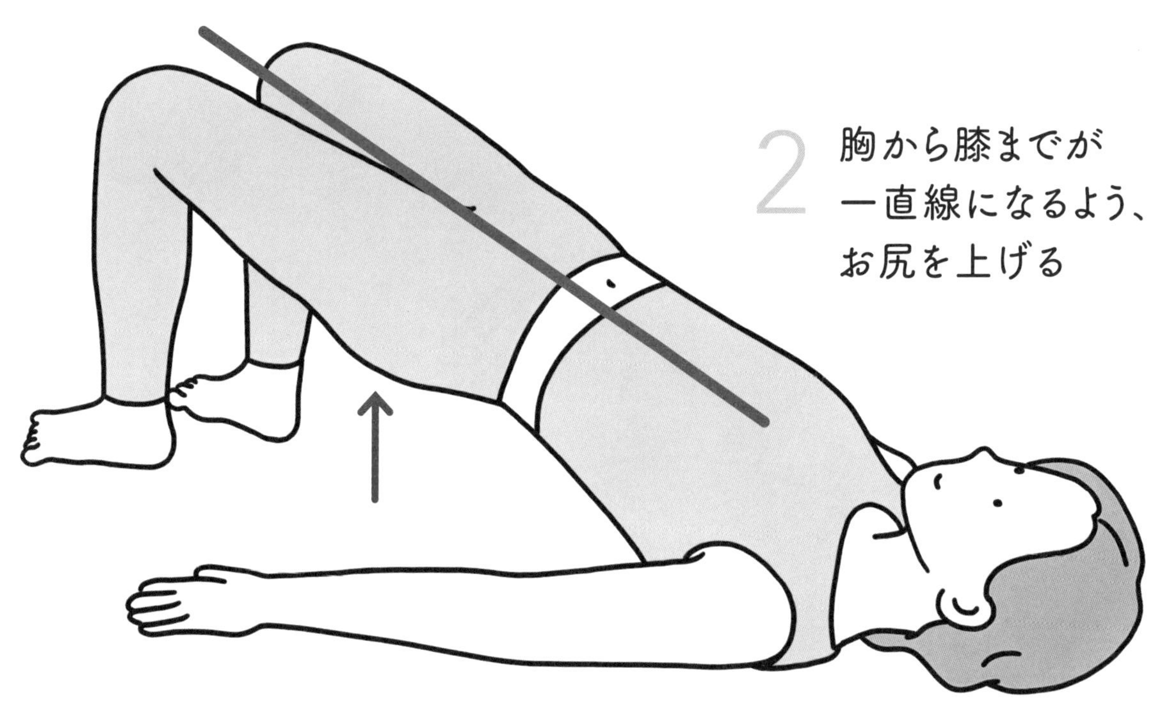

2 胸から膝までが一直線になるよう、お尻を上げる

 監修◎フィットネスクラブトレーナー　岩月穂波さん

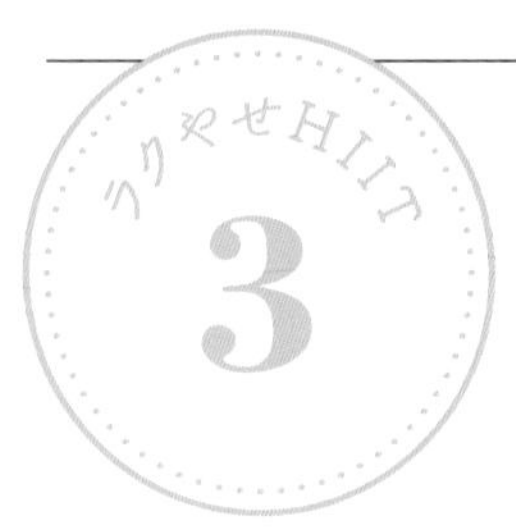

プランクプッシュ

上半身の筋肉をバランスよく鍛えるトレーニング。
体幹にも負荷がかかるため、ぽっこりお腹を改善したり、
くびれを作ったりするのにも効果的。

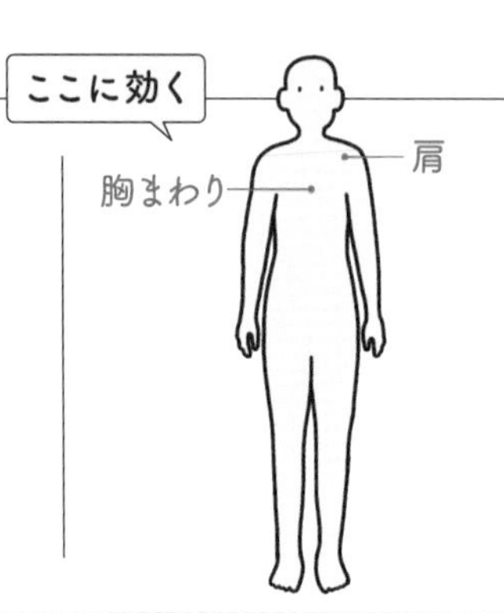

1 腕立ての姿勢を作る

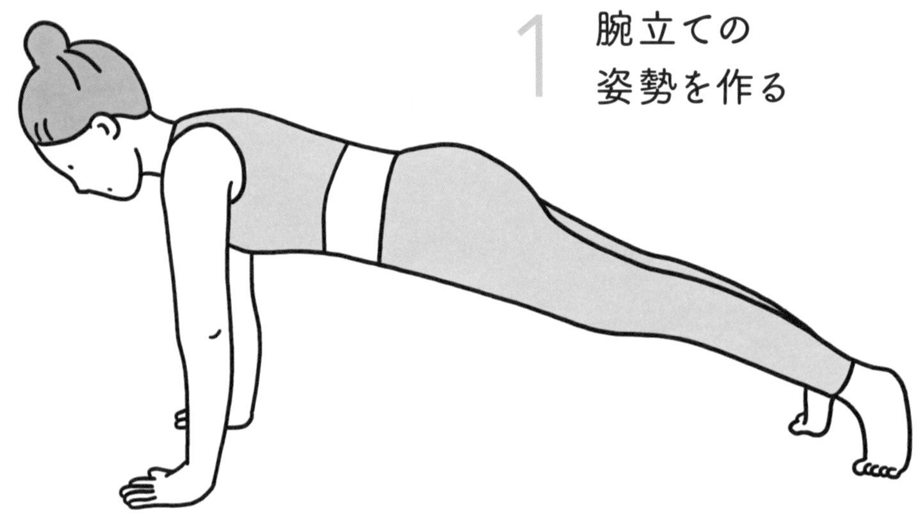

2 片方ずつ床にひじをつけて、1の姿勢に戻す。

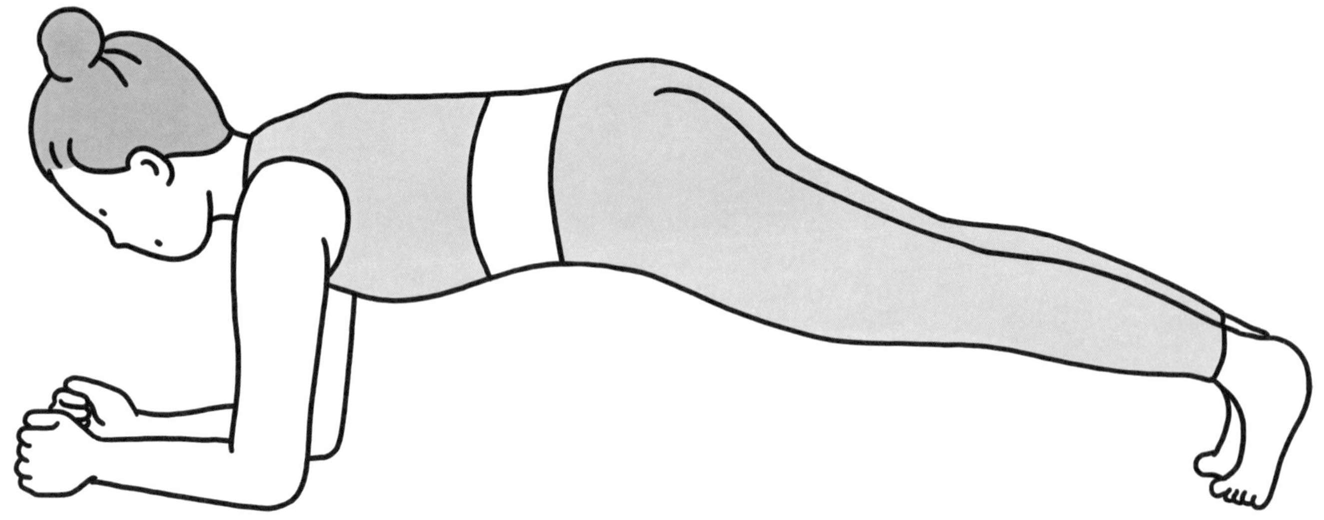

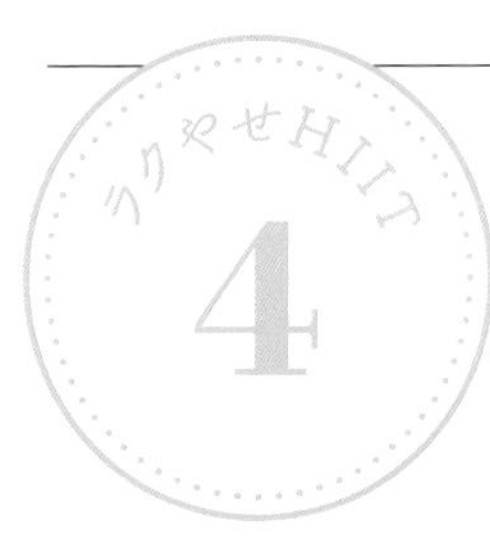

サイクリング

お腹まわりのなかでも、
とくに下腹部に負荷がかかるトレーニング。
床に足がつかないギリギリの高さで行うと、より負荷が強くなる。

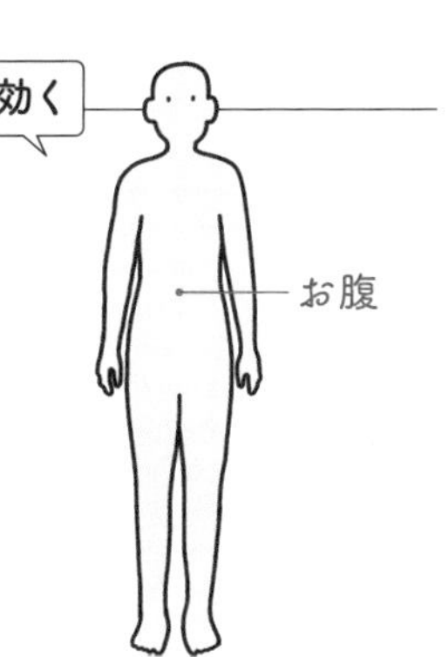

1 足を伸ばして座り、身体を後ろに倒して手をつく

2 自転車をこぐようなイメージで、片ひざずつ胸に引き寄せる

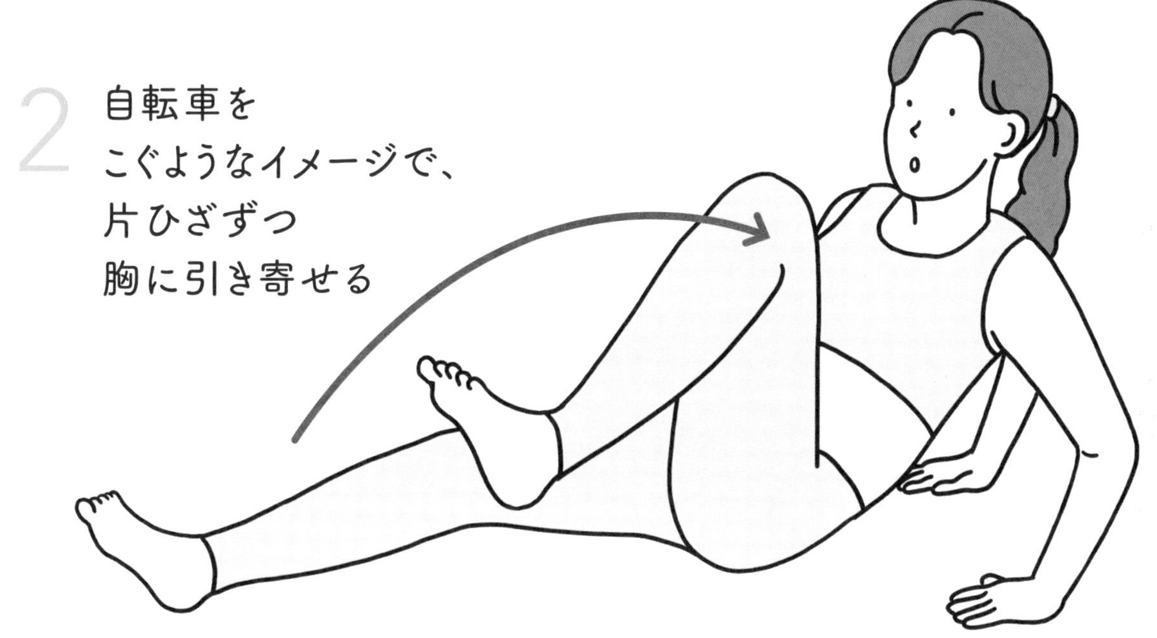

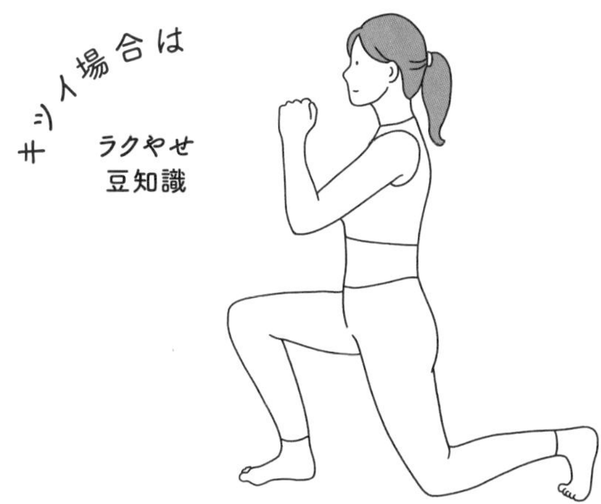

HIITは自分のペースで、少し会話ができるくらいの7割程度の力で行うことがポイント。どうしてもキツイ場合は、1種目から始めても。その場合は、大きな筋肉を鍛える「バックランジ」「ヒップリフト」から行うのがおすすめ。

り、太っていないように見せる！

ラクやせトレーニング

第4章

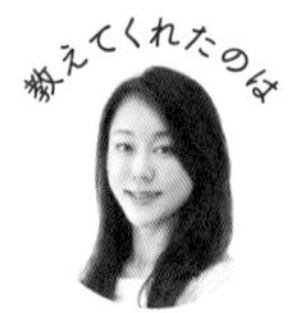

フィットネストレーナー
河村玲子さん

細見えする身体を作る4つの筋肉

腹横筋

お腹まわりをコルセットのように覆っている筋肉で、おもに息を吐く際に働く。鍛えることで、下腹が出てしまう「ぽっこりお腹」の改善にも効果的。

腹斜筋

内腹斜筋、外腹斜筋の2つで構成され、体幹を回したり、前後や横に曲げたりする働きがある。きれいなくびれを作るためにも、重要な筋肉の1つ。

腹直筋

お腹の前側にある、長い筋肉。「シックスパック」といわれるのが腹直筋で、腰を前に曲げたり、横に曲げたりする働きがあり、姿勢にも関係している。

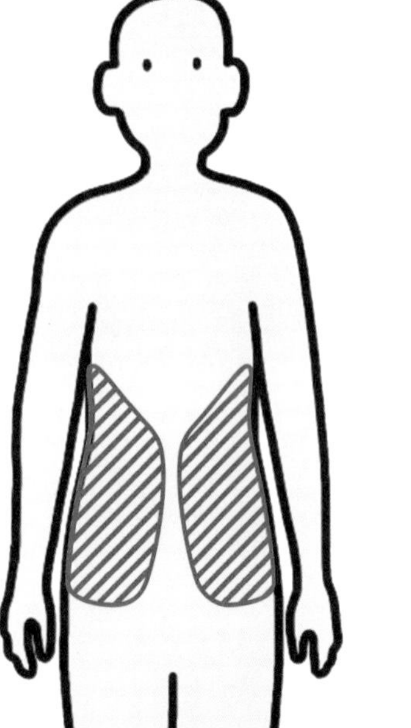

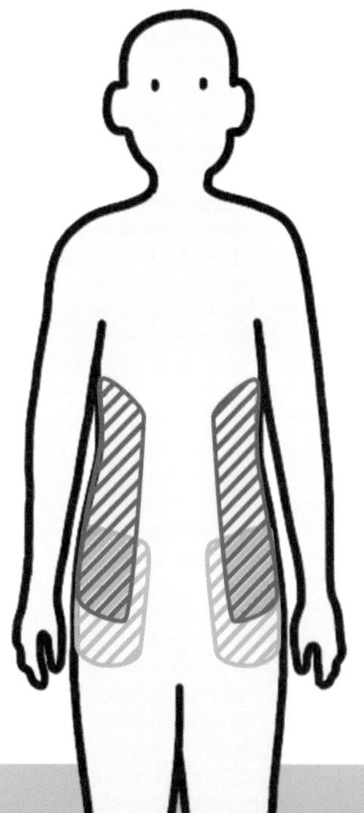

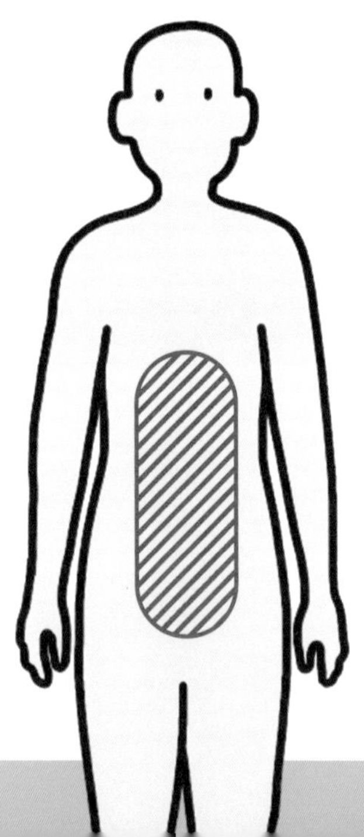

寝ながらできる!

身体をほっそ ゴロゴロ

ゴロゴロラクやせトレーニングは

- ☑ 筋肉を引き締めることで、細見えできる
- ☑ 寝転がった状態でトレーニングができる
- ☑ お腹まわりの筋肉を集中的に鍛えられる

ダイエットを始めても、短期間で体形が変わったり体脂肪を落としたりすることは難しい……。
とはいえ、なる早で効果を実感したい！
そんな人におすすめのお手軽筋トレ法をご紹介。

こんな人におすすめ！

ジムなどの施設に通うのが面倒な人
きついトレーニングが苦手な人
体重や体脂肪より、見た目を変えたい人

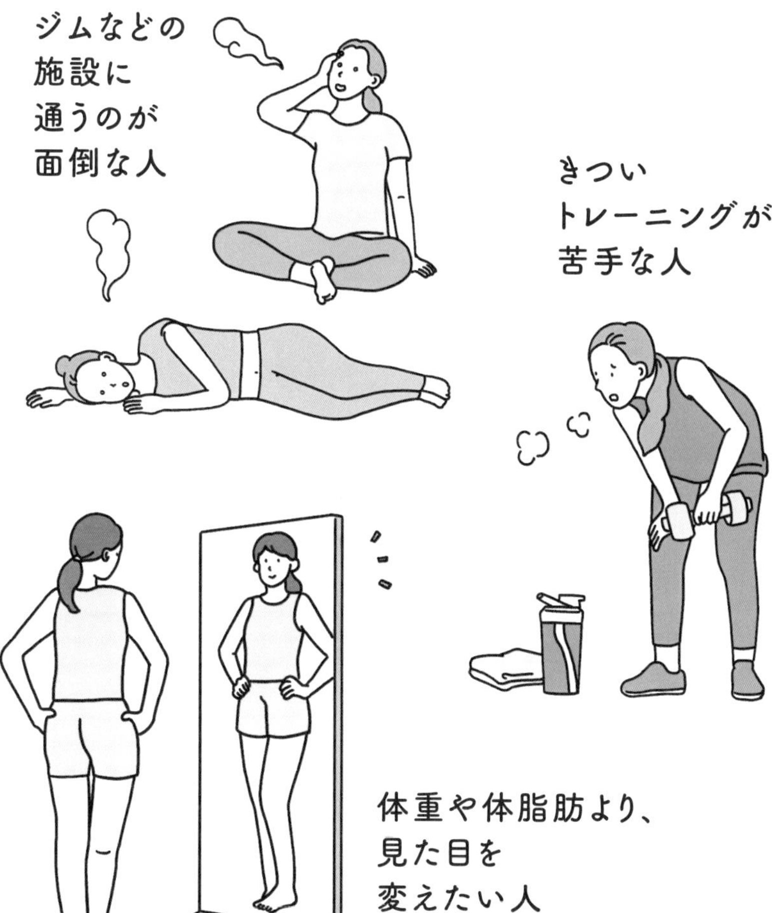

背中

背中を構成する筋肉には、僧帽筋、広背筋、脊柱起立筋などがあり、鍛えることで姿勢改善、肩こりや腰痛予防などに効果的。基礎代謝の向上にも。

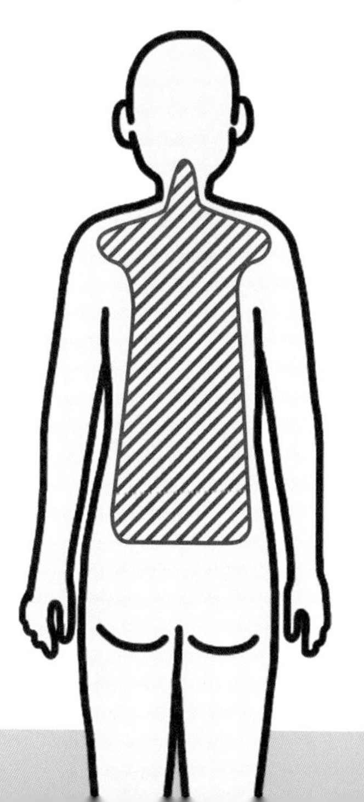

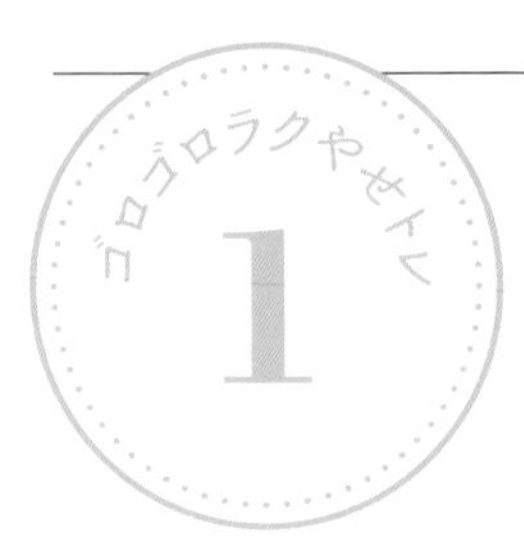

ワキバラマゲマゲ

お腹の横側にある、腹斜筋を鍛えるトレーニング。
くびれを作るためには欠かせない筋肉であり、
引き締めることでほっそりとしたお腹まわりに。

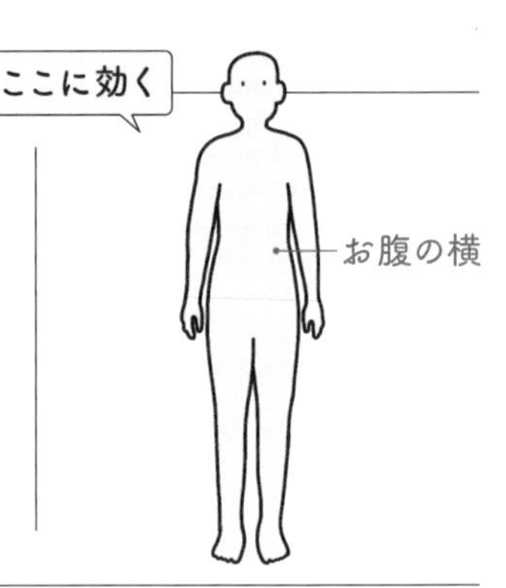

「縮める」「戻す」を
それぞれ5秒かけて行い、
1日10回×3セットが目安

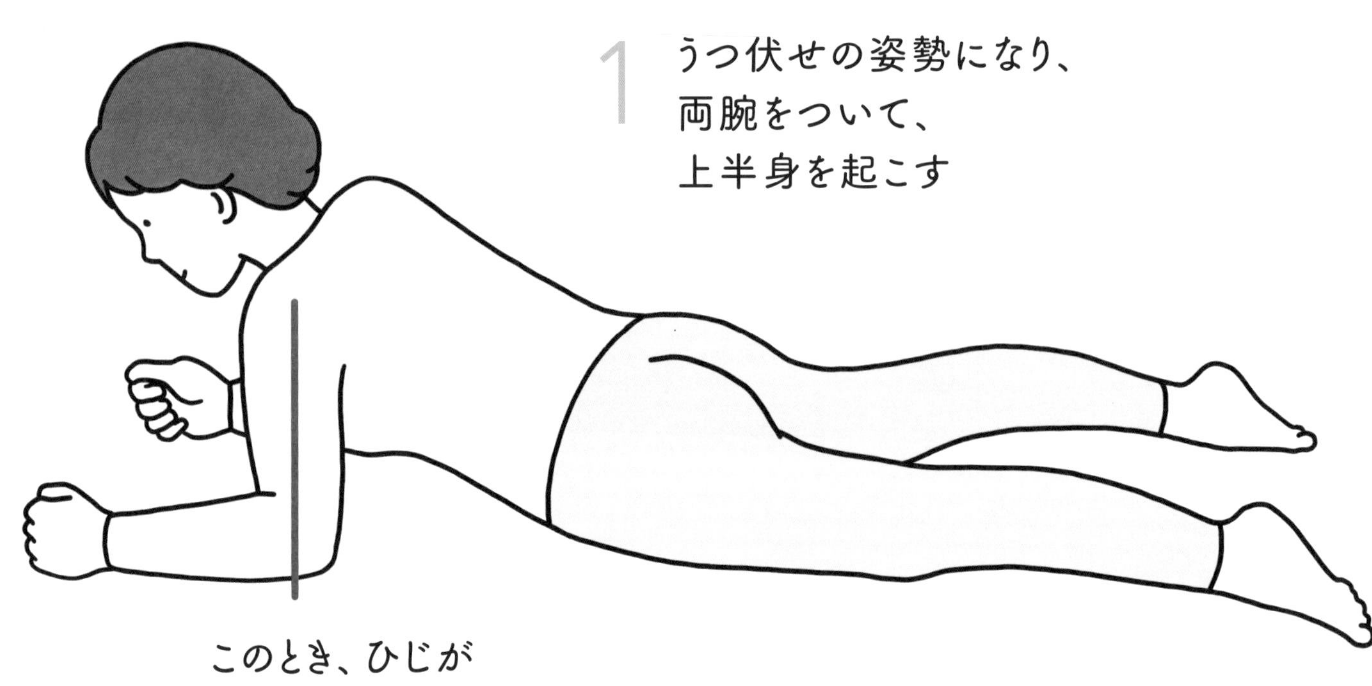

1 うつ伏せの姿勢になり、
両腕をついて、
上半身を起こす

このとき、ひじが
肩の真下にくるようにする

ラクやせ
豆知識

初心者の人は
上半身を起こさなくてもOK

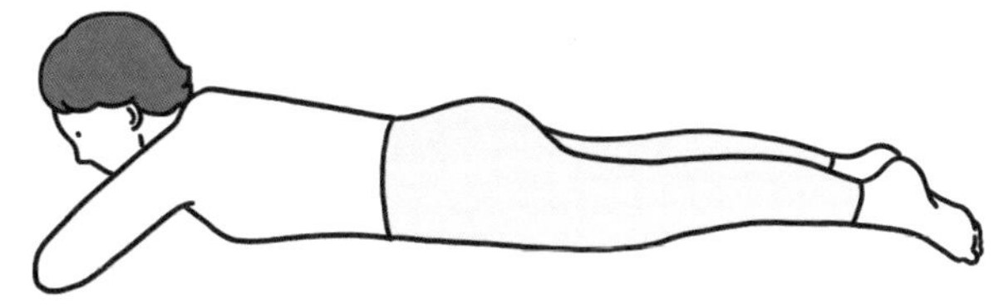

うつ伏せの状態になり、
無理のない姿勢を保つ。

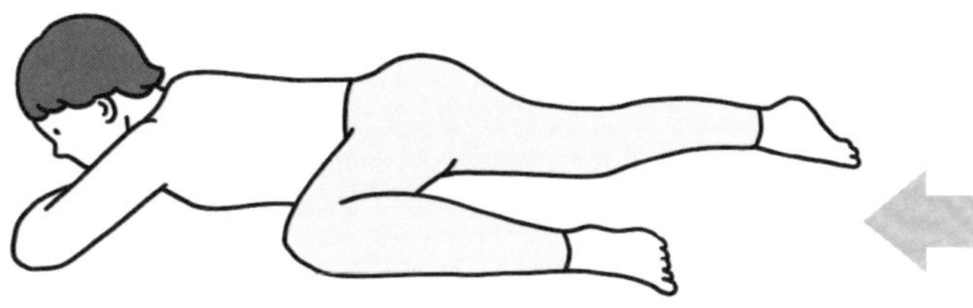

ひざを床にするようにして、
ひじに近づける。

2 骨盤と足を床から離し、
脇腹を縮めるようにしながら、
ひざをひじのほうへ近づける

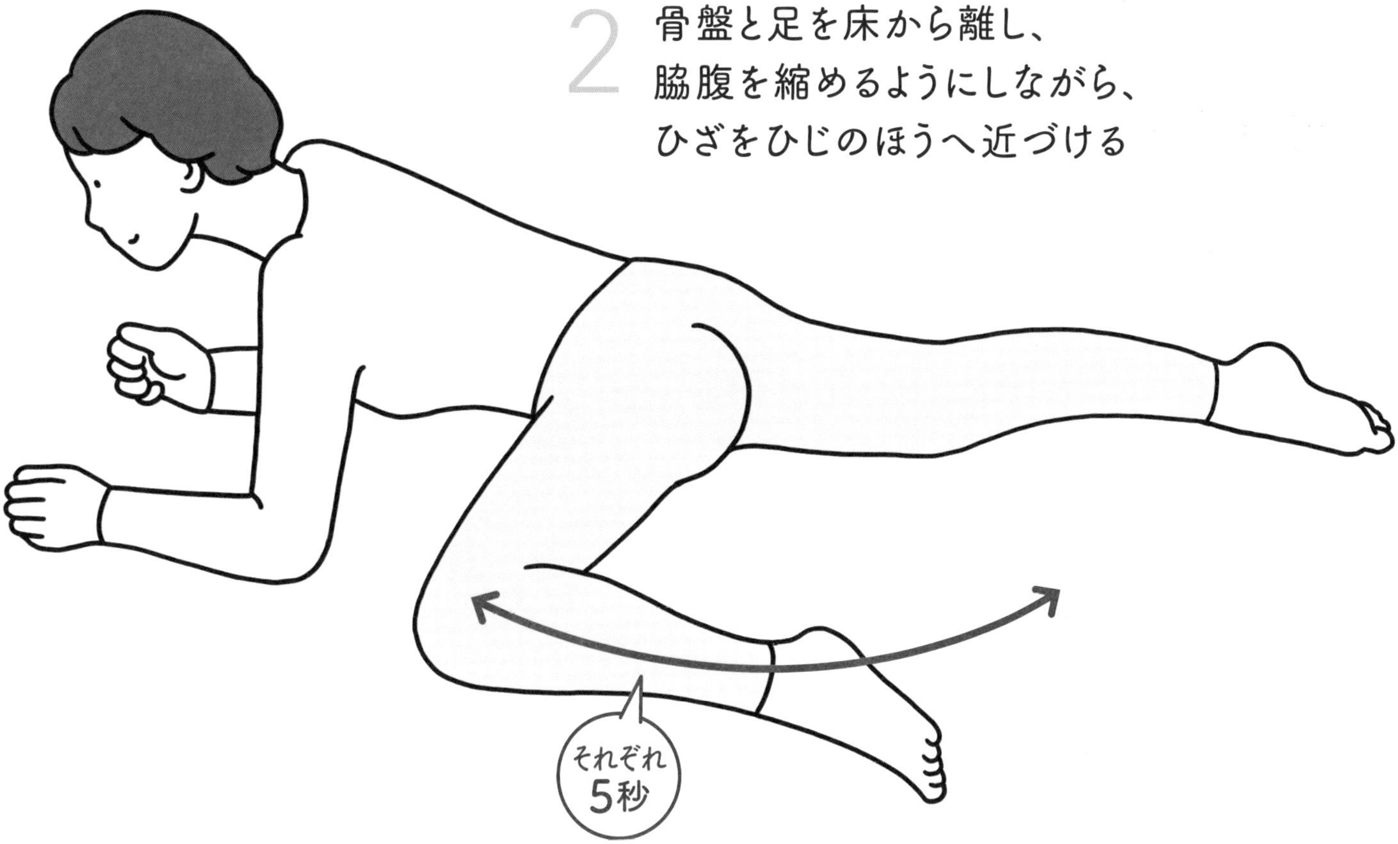

それぞれ
5秒

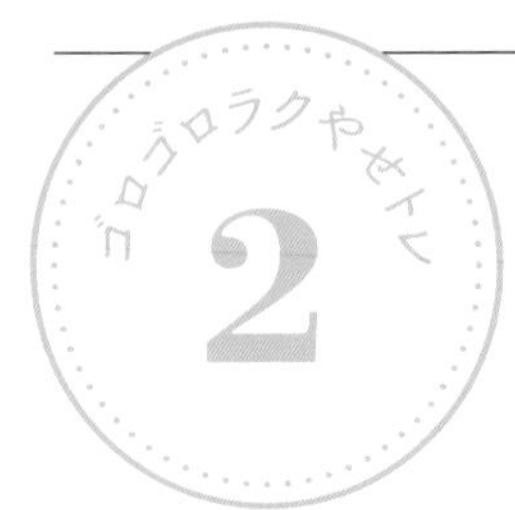

お尻引き締め シャキッと背中

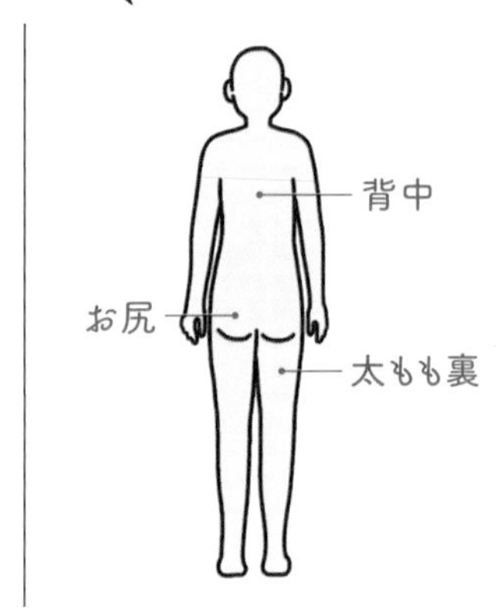

背中やお尻、太もも裏など、背面を鍛えるトレーニング。
姿勢改善はもちろん、後ろ姿をきれいに見せるためにも
バランスよく筋力をつけることがポイント。

「上げる」「戻す」動作を
それぞれ5秒かけて行い、
1日10回×3セットが目安

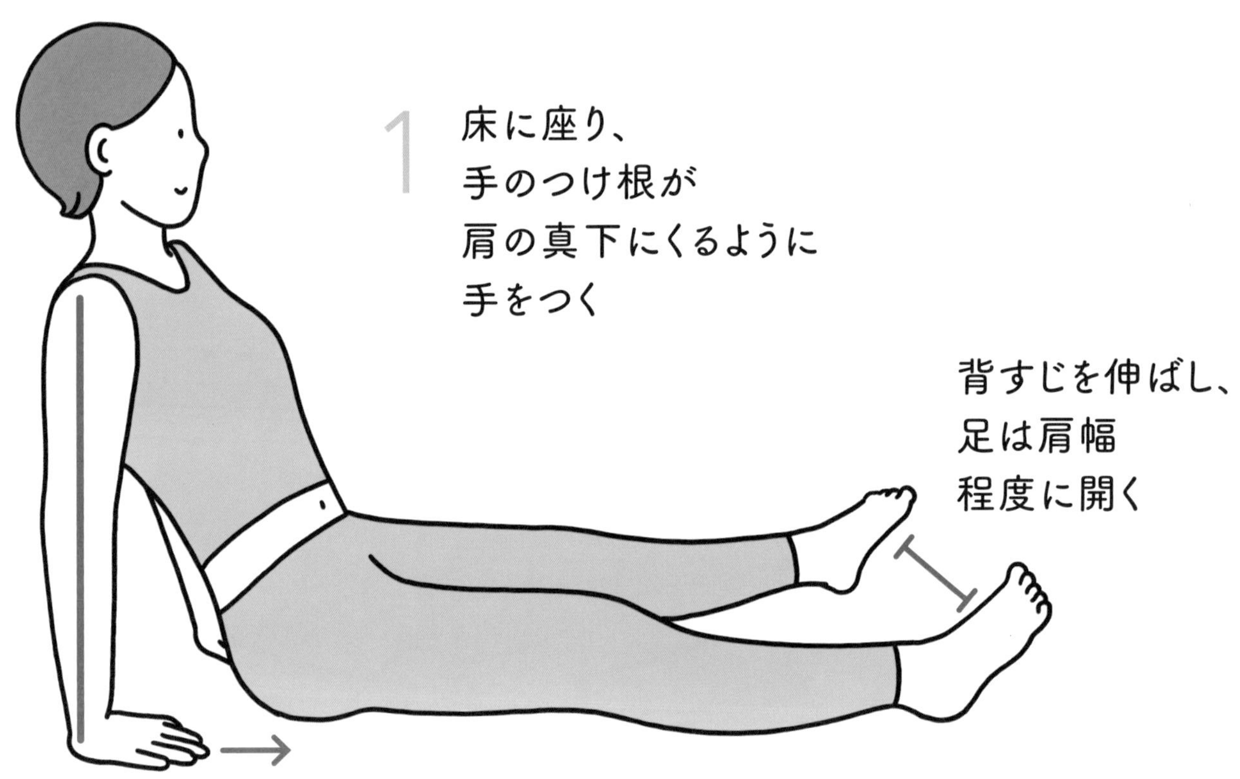

1 床に座り、
手のつけ根が
肩の真下にくるように
手をつく

背すじを伸ばし、
足は肩幅
程度に開く

このとき、指先は
足のつま先のほうへ向ける

ラクやせ豆知識

初心者の人は ひざを曲げた状態でOK

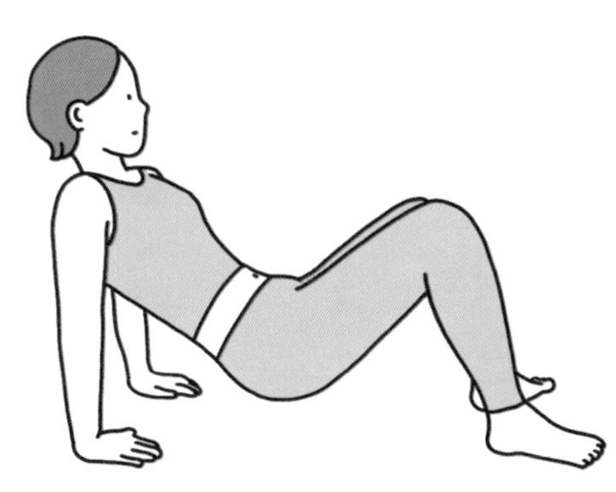

1の姿勢の状態で、
両ひざを曲げる。

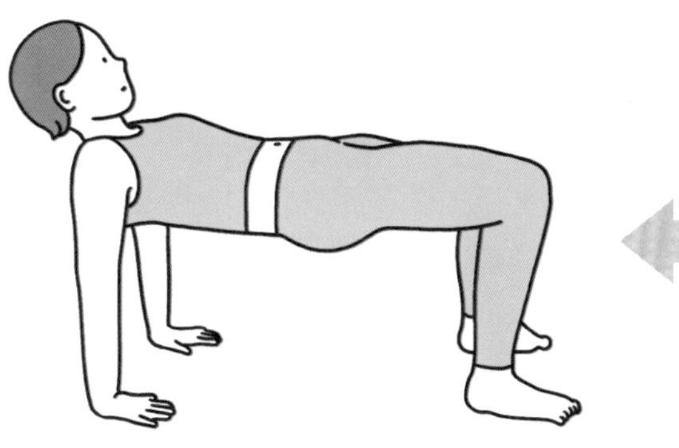

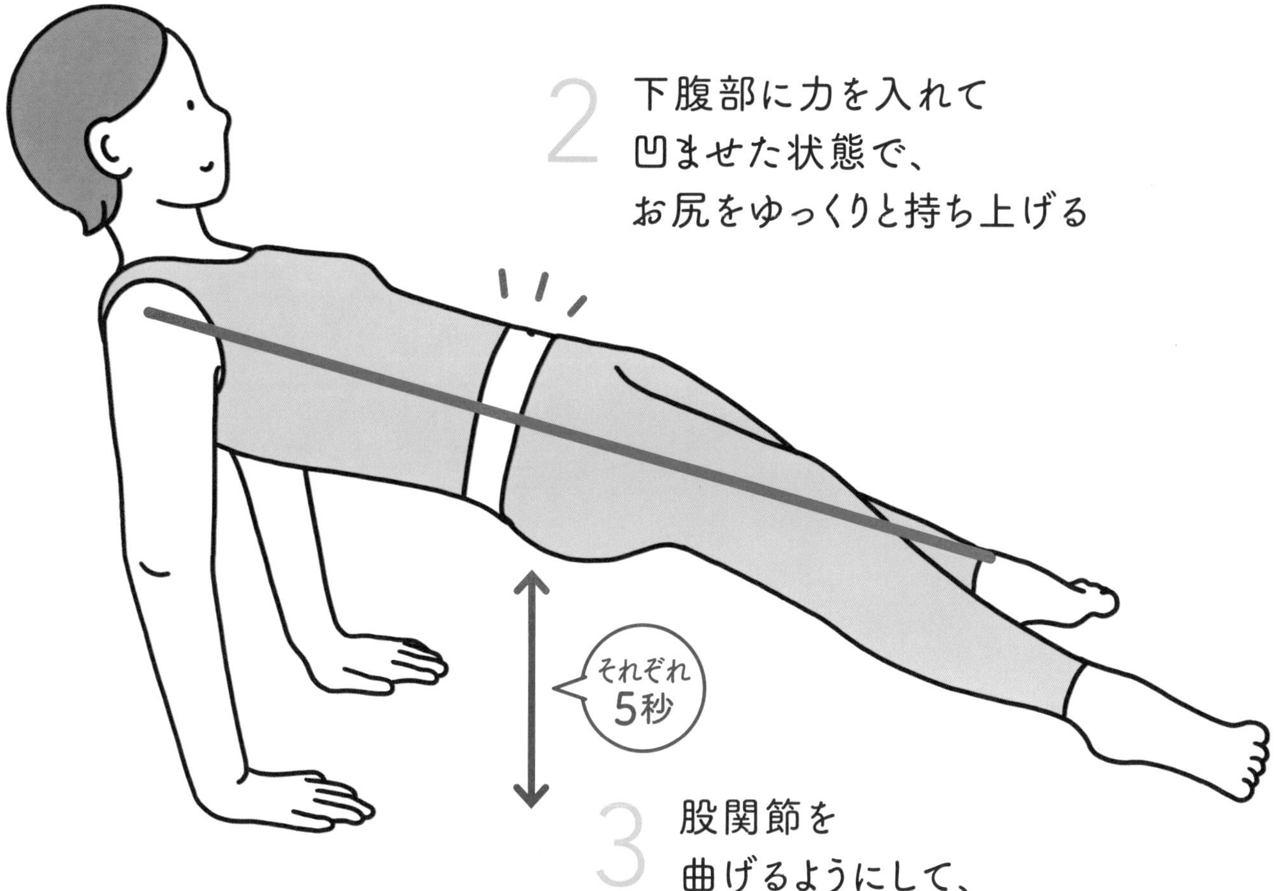

姿勢をキープしたまま、
お尻を持ち上げる。

2 下腹部に力を入れて
凹ませた状態で、
お尻をゆっくりと持ち上げる

それぞれ
5秒

3 股関節を
曲げるようにして、
元の位置に戻す

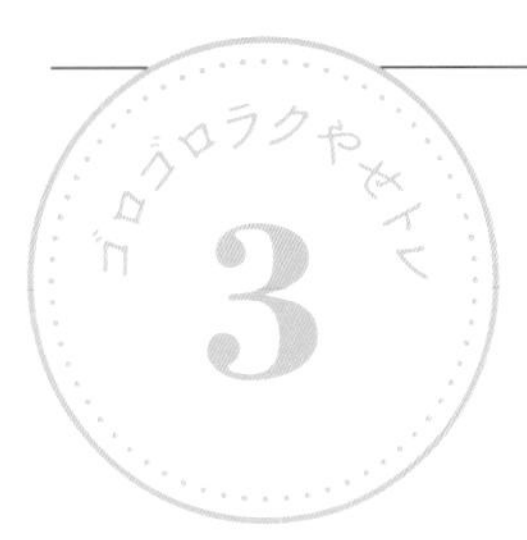

キャタピラペタバラ

おもにお腹の前側の筋肉を鍛えるトレーニング。
実践するとき、お腹を縮ませるのを意識することで
下腹部や、ウエストを引き締める効果が期待される。

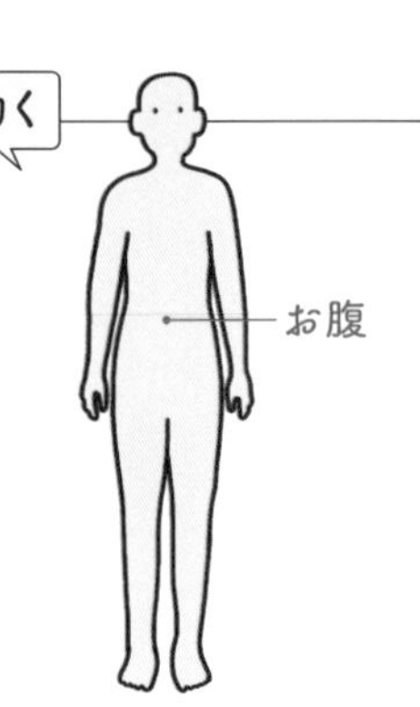

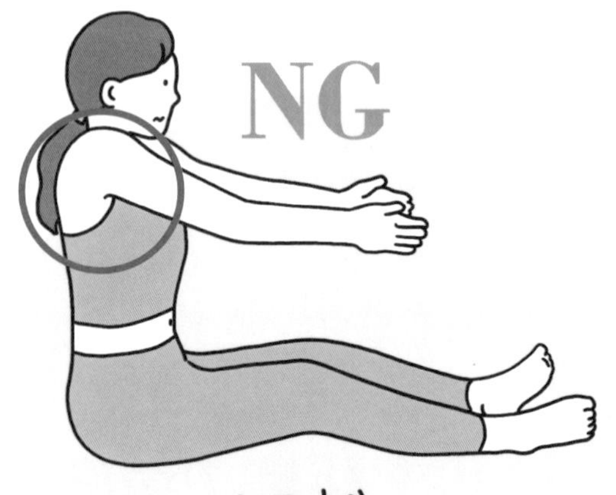

「倒す」「戻す」動作を
それぞれ10秒かけて行い、
1日10回
×3セットが目安

このとき、
肩がすくまないように
注意する

1 骨盤が立った
状態で座り、
足を伸ばす

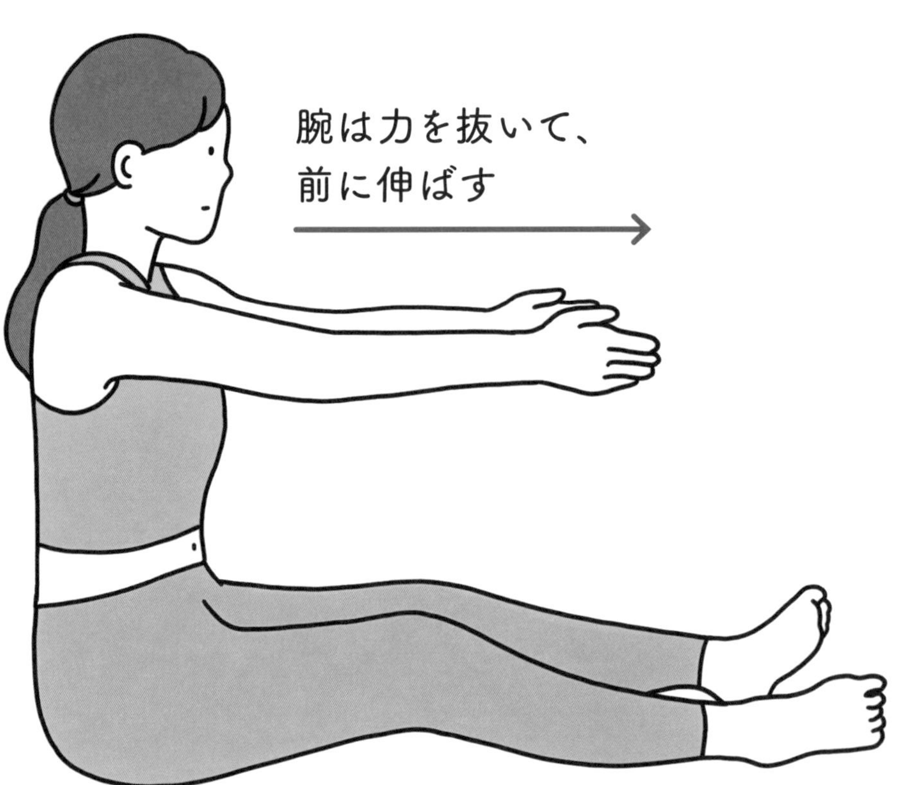

短時間の筋トレでも見た目は変わる！

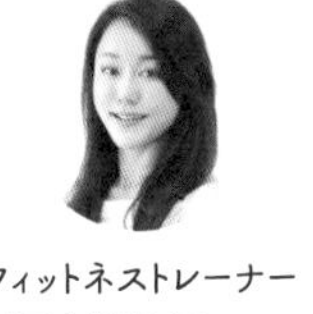

フィットネストレーナー
河村玲子さん

「正直、寝ながら行うようなトレーニングだけで体脂肪を減らすことは難しいです」と話すのは、フィットネストレーナーの河村玲子さん（河村さん、以下同）。とはいえ、できれば、短期間で効果を得たいと考えてしまいがち。運動習慣がなかった人が急に負荷の強い運動をしたり、過剰な食事制限をしたりすれば、ケガや健康リスクをともないます。そこでおすすめするのが、「筋トレで身体を引き締めることで、太っていないように見せる」こと。

今回紹介するトレーニングは、お腹まわりを集中的に鍛えるエクササイズ。ダイエットを始める人のなかには、ぽっこりお腹を気にされている人も多いのでは？ 全身をまんべんなく鍛えることも大切ですが、まずは気になっている部分から始めてみても。

「お腹まわりを鍛えることは姿勢の改善につながります。背すじがグッと伸びているだけでお腹が凹んで見えるようにもなるのです」

筋トレを始めたばかりだと、運動習慣が身に付いていないため、仕事や家事を優先してトレーニングを後回しにしがちですが、毎日少しずつ実践するだけでも、十分に見た目の変化を実感できるはずです。

それぞれ10秒

2 下腹部に力を入れて、お腹を縮ませるよう、ゆっくり腰を丸める

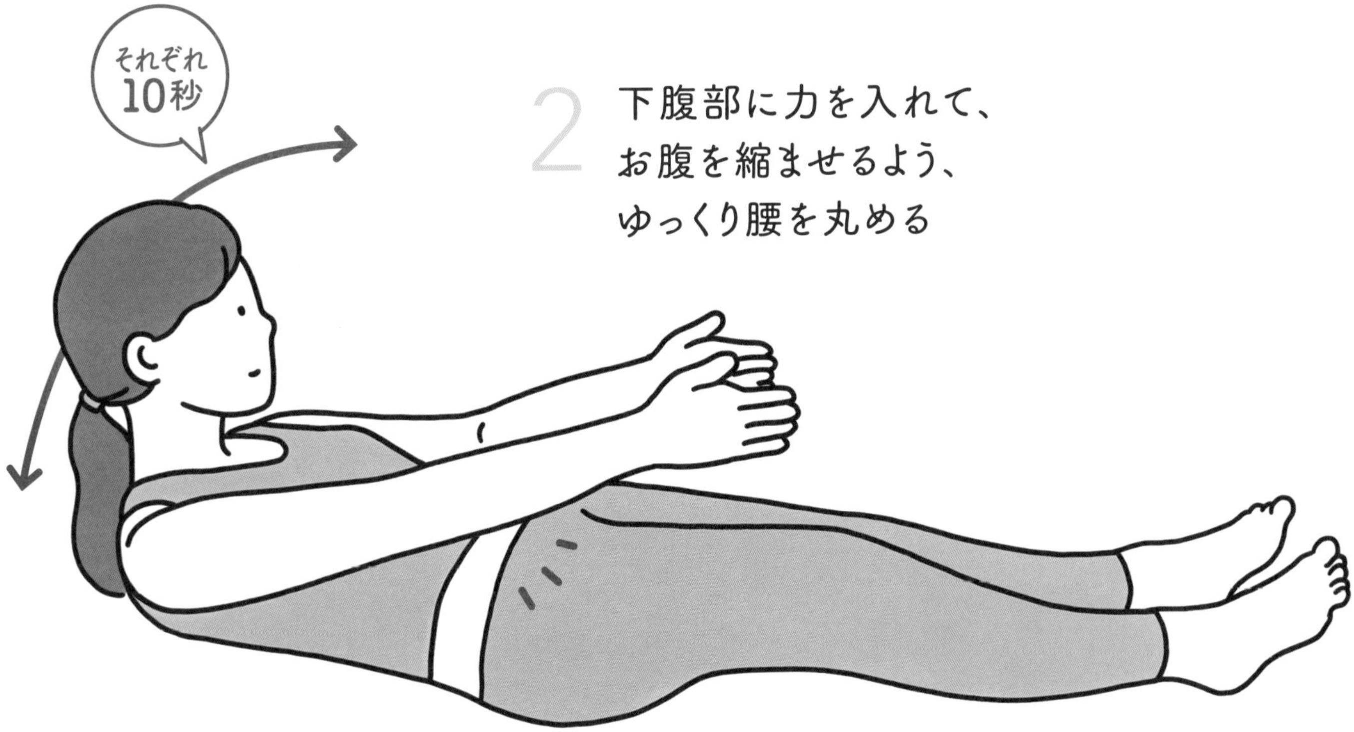

第5章

筋肉が持つ
本来の動きを取り戻す！
姿勢改善トレーニング

「デスクワークで姿勢が悪くなりがち」
「他人から姿勢を指摘される」
姿勢が悪くなってしまう要因の1つに
筋肉のこり固まりが……。
姿勢改善のポイントになる、
背中、肩甲骨まわりの筋肉をほぐし、
本来の動きを取り戻す方法をご紹介。

悪い姿勢

目線が
下がり、
気持ちも
下がりやすい
胸の位置が
下向き
ぽっこり
お腹
お尻が
下向きで
ぺったんこ

教えてくれたのは
アスレチックトレーナー
佐藤義人さん

イラスト◎内山弘隆

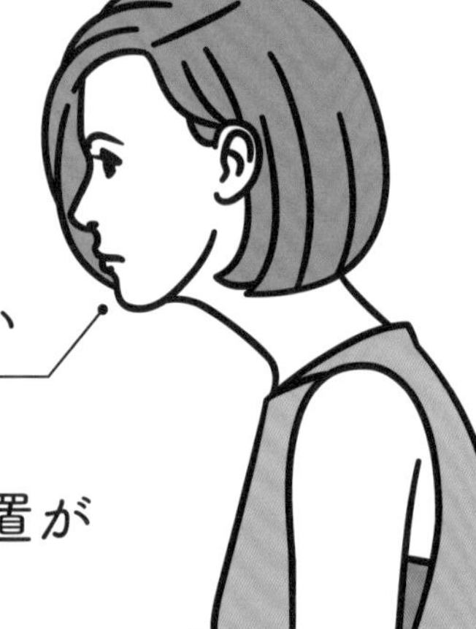

姿勢改善トレーニングは

- ☑ 基礎代謝が上がり、消費エネルギーが増える
- ☑ 強度が低いので、運動が苦手な人でもOK
- ☑ インナーマッスルが鍛えられる

運動効果アップ！

ウォームアップに最適！

こんな人におすすめ！

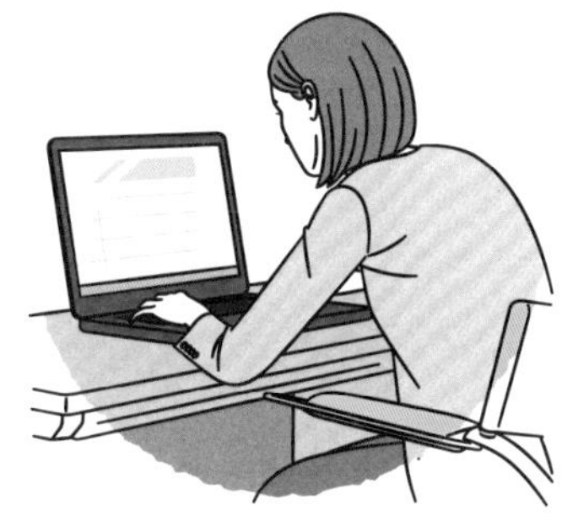

長時間デスクワークをしている人

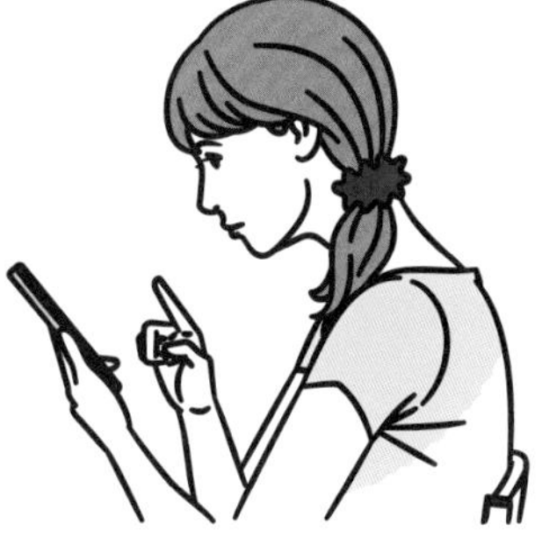

スマホを長時間使う人

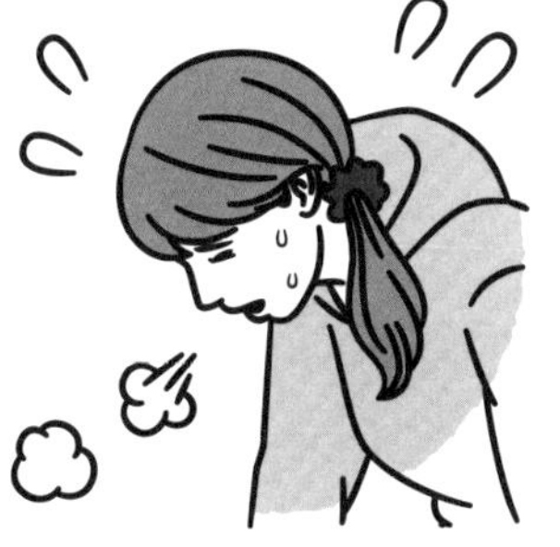

運動習慣がない人

良い姿勢

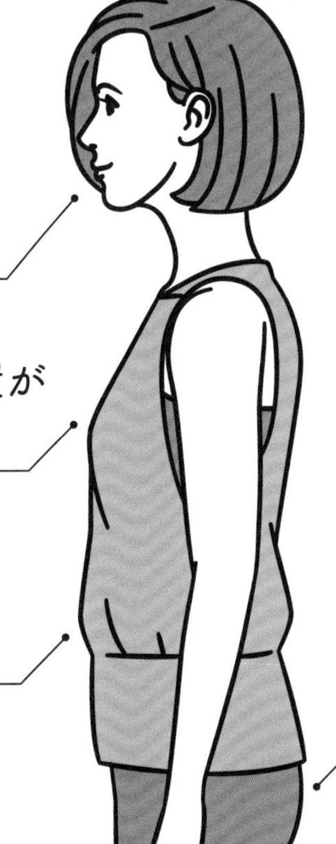

棘下筋トレ

肩のインナーマッスル（深層筋）である棘下筋を鍛えると、姿勢の改善はもちろん、肩まわりのトレーニングをする際、肩関節への負担が軽減される。

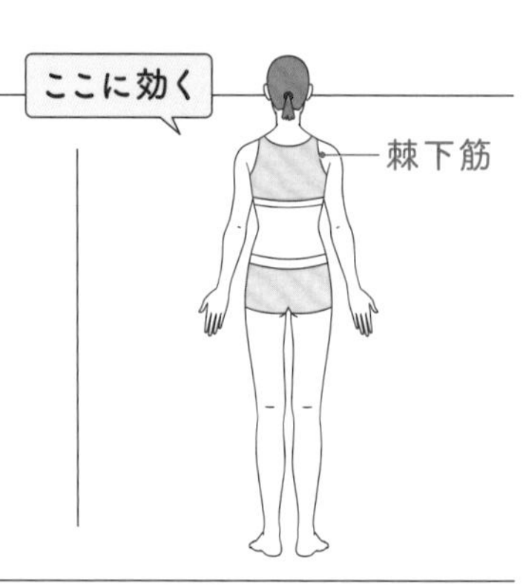

1 壁の横に立ち、頭より高い位置で、手をつく

2 壁に背を向けるように身体の軸ごとまわり、10秒キープ。3セット行う

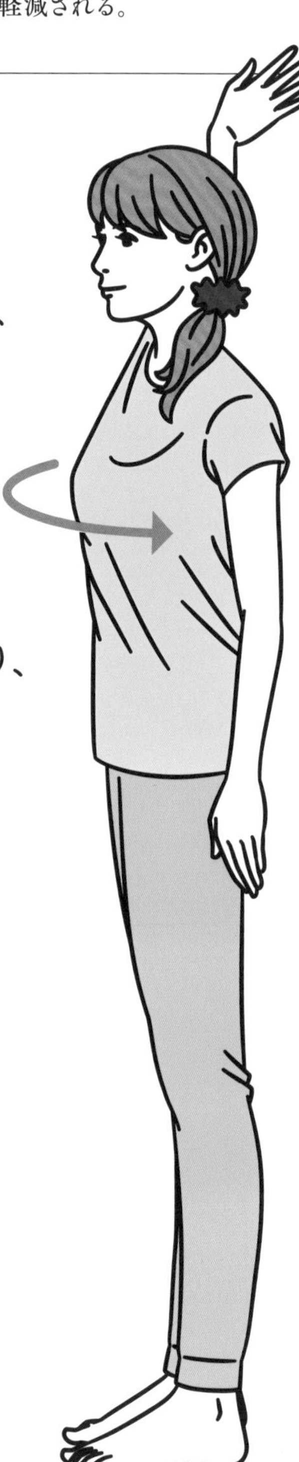

腕が「少し痺れるかな」くらいのところでキープするのがポイント

姿勢をチェック！

腕を上げたとき、理想の位置より低い位置までしか上がらない人は、巻き肩になっている恐れが。

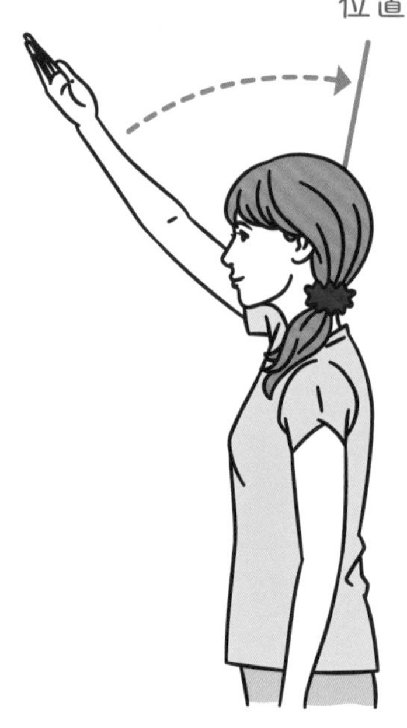

ラクやせ姿勢改善トレ
2

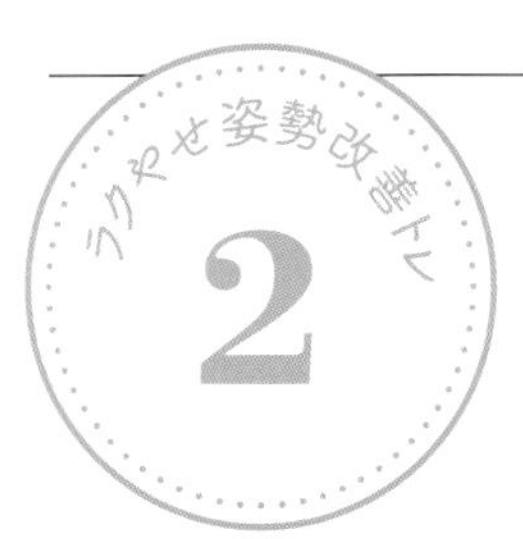

多裂筋トレ

多裂筋は体幹部分のインナーマッスルで、
腹横筋と一緒に収縮することで腰まわりを支える
「コルセット」のような働きをしている。

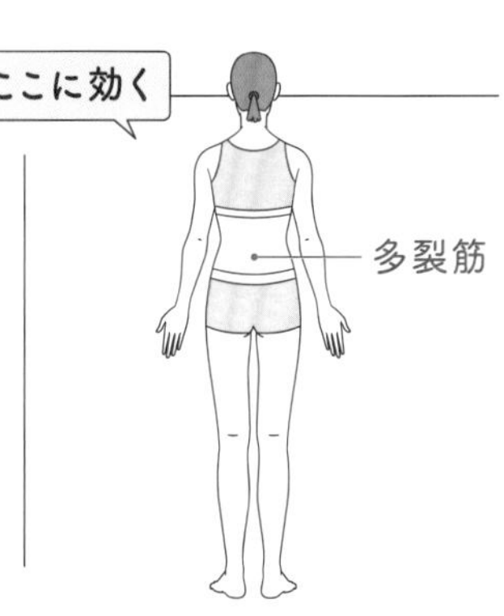

1 足を肩幅に真っすぐに開いた状態で、壁に向かって立つ

2 腕を上げて、胸を壁にくっつけた状態でスクワットをする

3 10回3セット行う。セット間は1分ほどあける

腕は耳に
くっつけた状態で、
ひじは
曲げないように

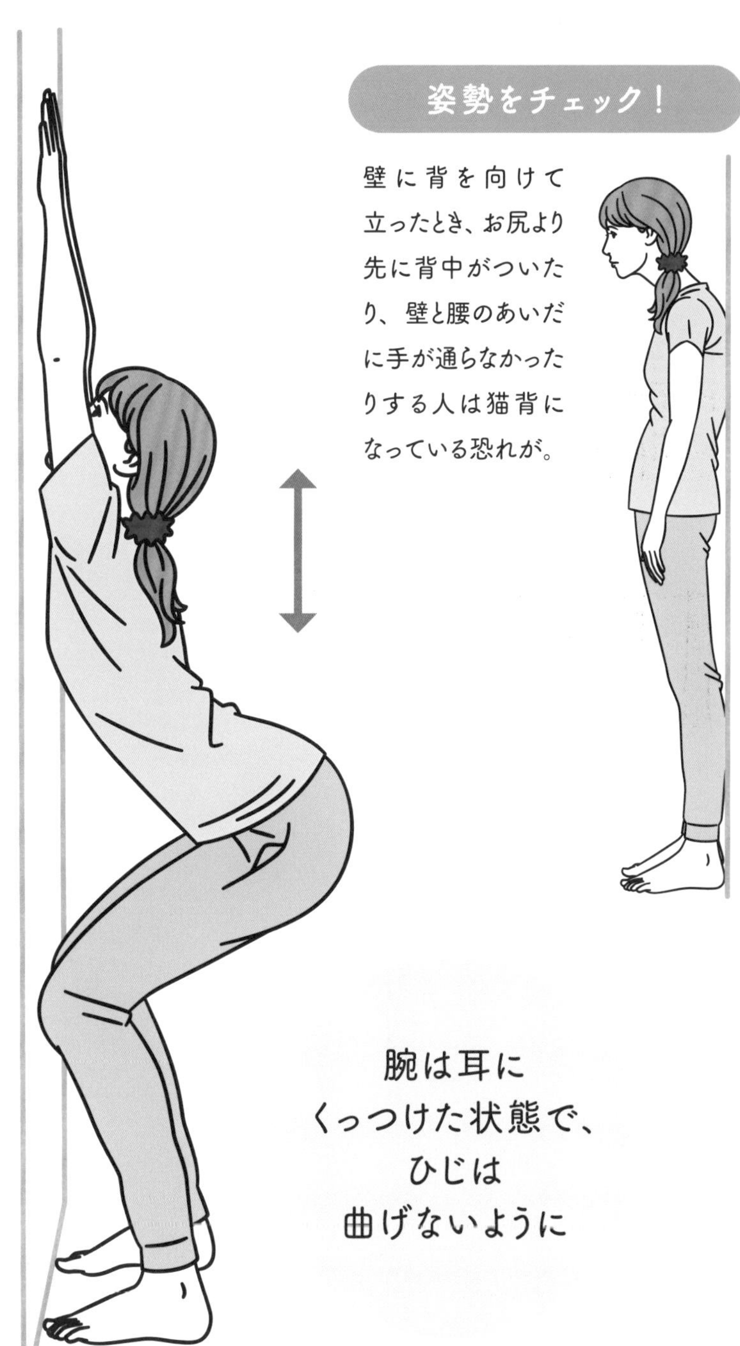

姿勢をチェック！

壁に背を向けて立ったとき、お尻より先に背中がついたり、壁と腰のあいだに手が通らなかったりする人は猫背になっている恐れが。

肩が痛い人は

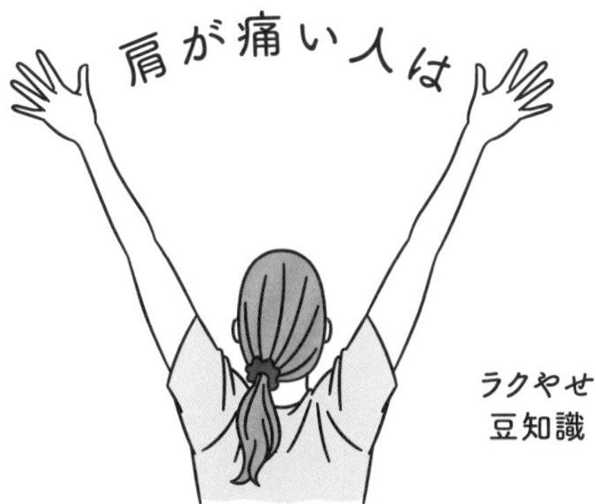

ラクやせ豆知識

腕を上げたときに、肩に痛みがあったり、肩が上がったりする人は、60度くらいに開いた状態で行ってもOK。

※この運動を行う際、足は八の字にせず、必ず平行にして行う。

第6章

解消トレーニング

やせない原因を撃退！

「むくみ」の仕組み

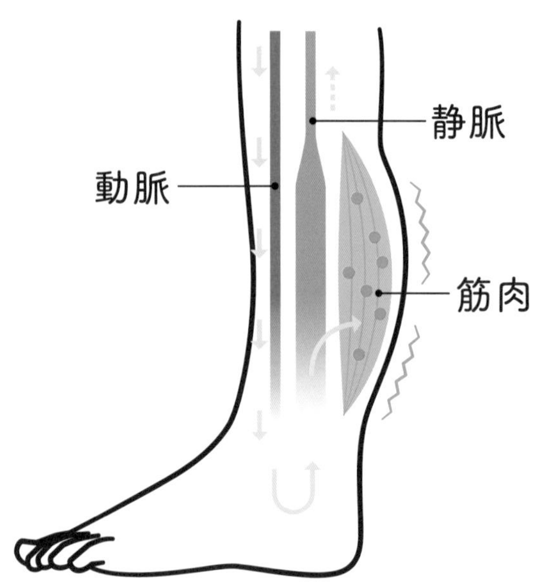

疲れや筋力の衰えによって、血流を心臓に戻す「ポンプ機能」が低下。すると、血液中の水分が停滞し、静脈圧が上昇して水分が漏れ出してしまう。

「こり」の仕組み

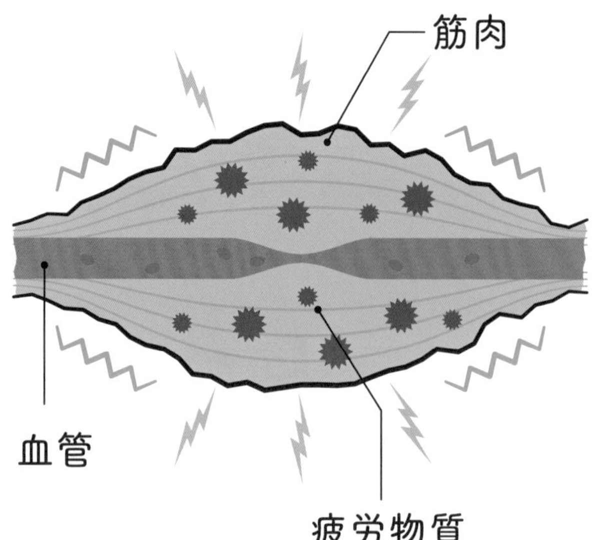

筋肉の緊張や自律神経の乱れによって血管が圧迫されて血流が悪くなると、必要な酸素や栄養素が行き届かず、疲労物質が蓄積してしまう。

こんな人におすすめ！

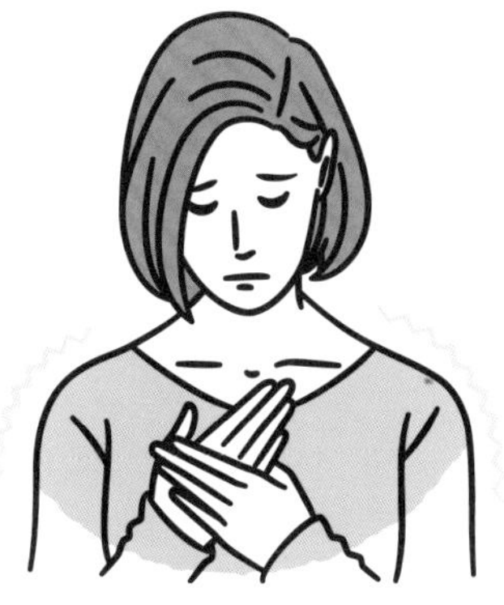

冷え性な人

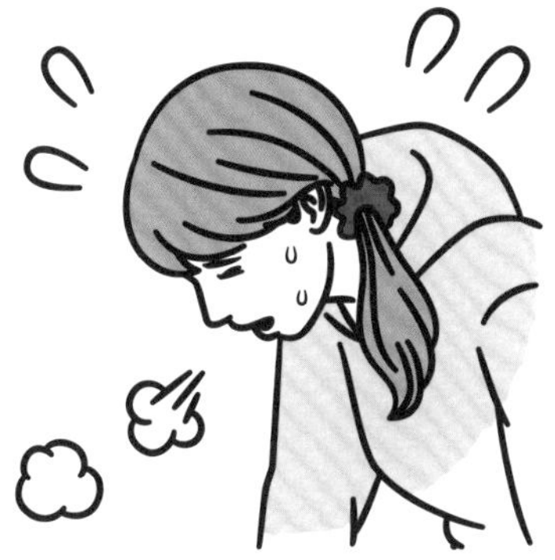

運動習慣がない人

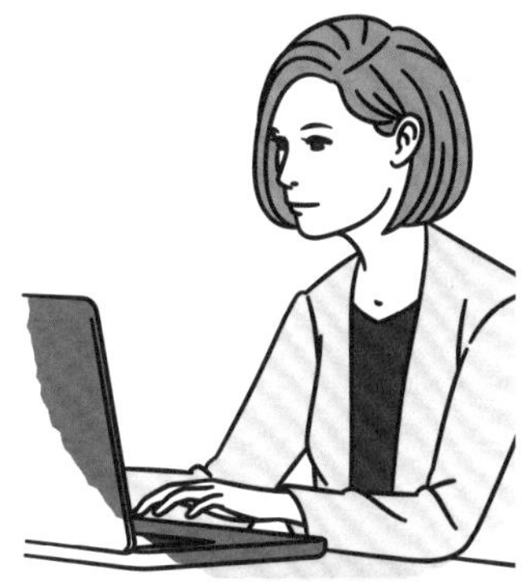

長時間、同じ姿勢でいることが多い人

お悩み

足のむくみ

肩こり

首のこり

手足のむくみや、首や肩のこりを
そのままにしておくと、
血流が悪くなって、やせにくい身体に。
疲労を蓄積させないためにも
日ごろから実践していただきたい
「お悩み解消トレーニング」を紹介します。

お悩み解消トレーニングは

- ☑ 屋内で実践できる
- ☑ やせやすい体質に
- ☑ 自律神経の不調改善

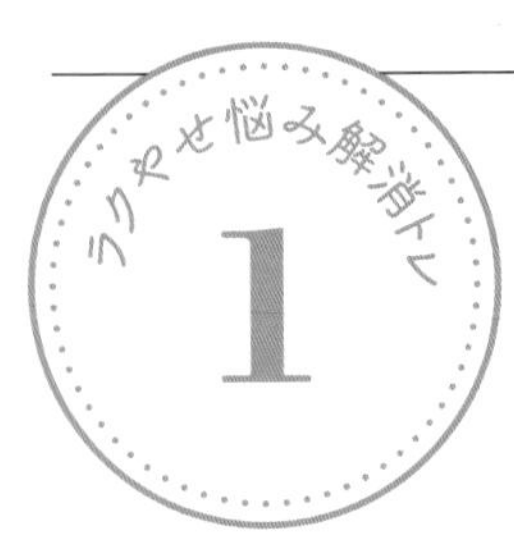

足の疲れ軽減

足の疲れを解消するには、
太もも前側の大きな筋肉の代謝を促すことが大切。
スクワットはむくみやすいふくらはぎにも有効。

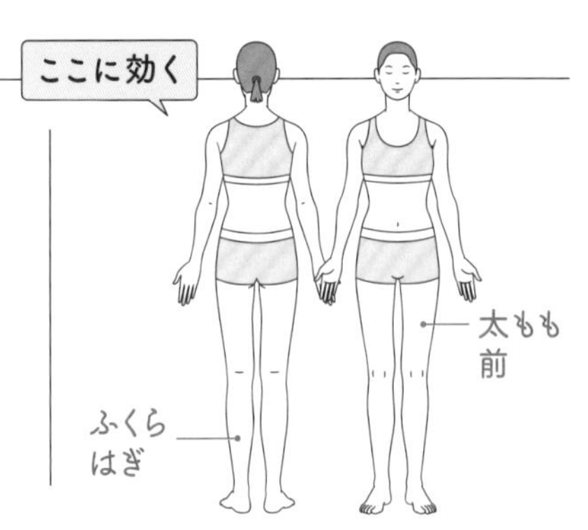

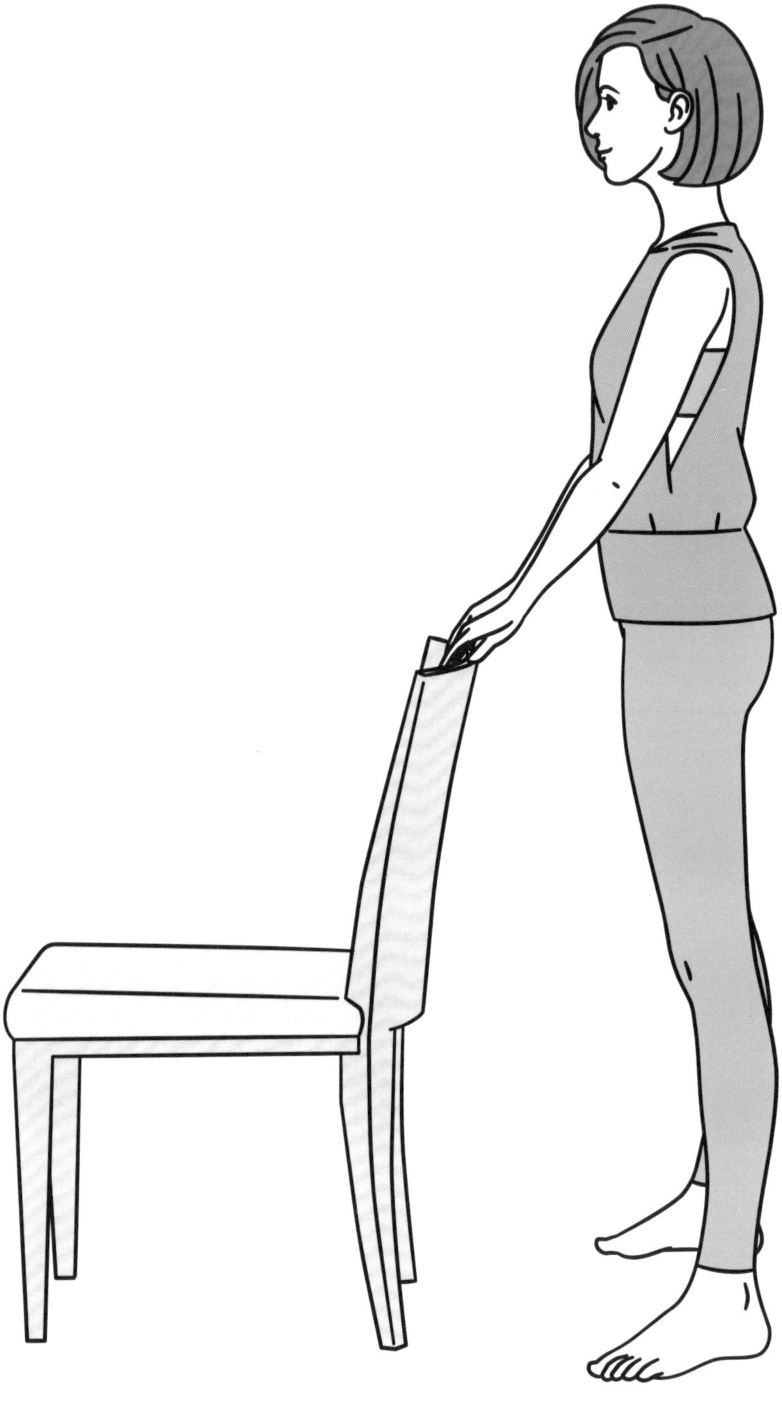

1 イスの背もたれにつかまる

2 足は腰2つぶん開き、つま先は外側を向ける

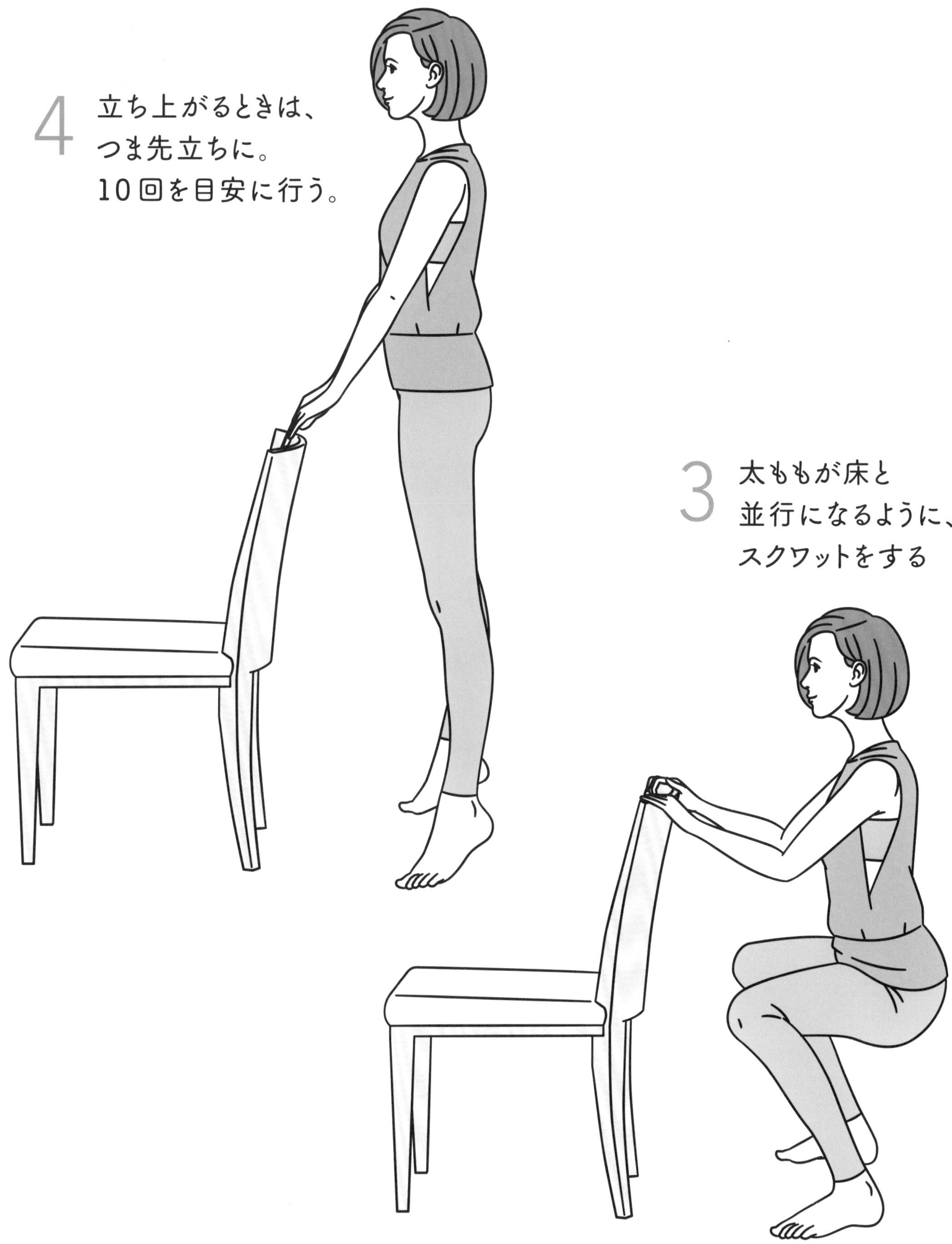
4 立ち上がるときは、
つま先立ちに。
10回を目安に行う。
3 太ももが床と
並行になるように、
スクワットをする

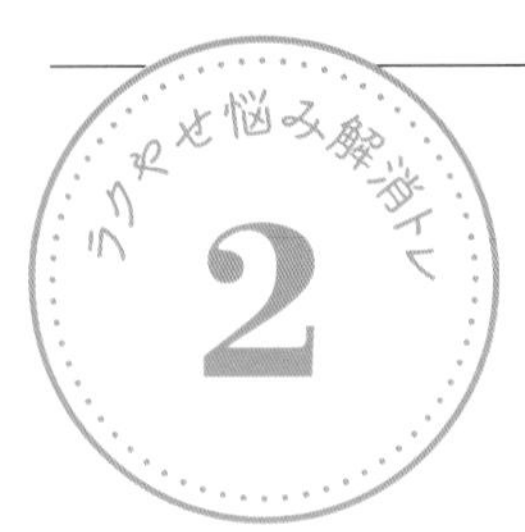

首のこり軽減

首から肩にかけてついている僧帽筋の血流が
滞っていると、こりの原因に。僧帽筋上部を
トレーニングすることで血流を促し、こりを軽減。

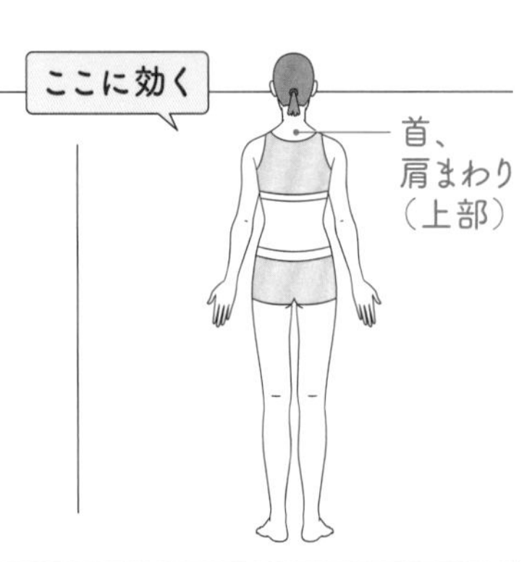

1 楽な姿勢で立ち、後ろで手を組む

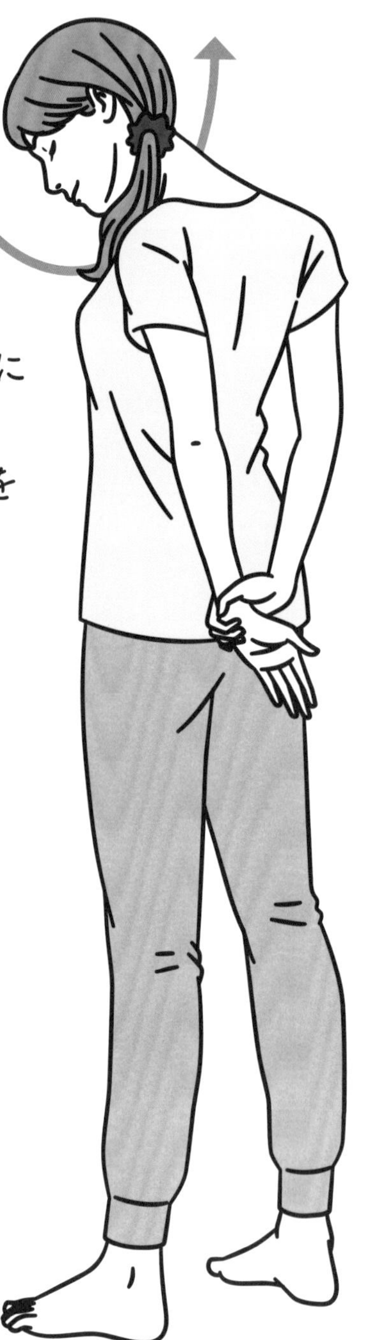

2 首を半周させるようにゆっくりまわす。5往復3セットを目安に行う

監修◎東京大学大学院卒 パーソナルトレーナー　比嘉一雄さん

ラクやせ悩み解消トレ 3

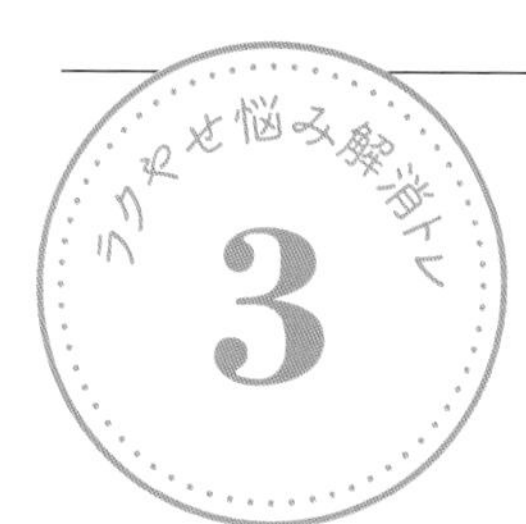

肩こり軽減

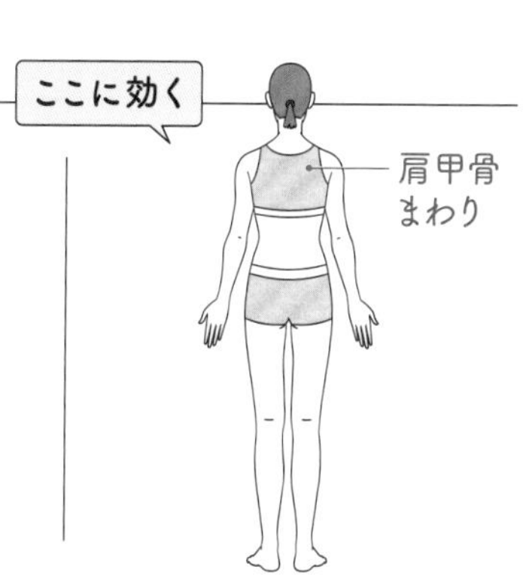

肩こりの原因の1つは、肩甲骨についている棘下筋。
肩甲骨がスムーズに動くように
トレーニングをすると、こりが軽減される。

2 肩の高さまでゆっくりと上げる。
25回3セットを目安に行う

1 両手にペットボトル（500ml）を持ち、外側に向ける

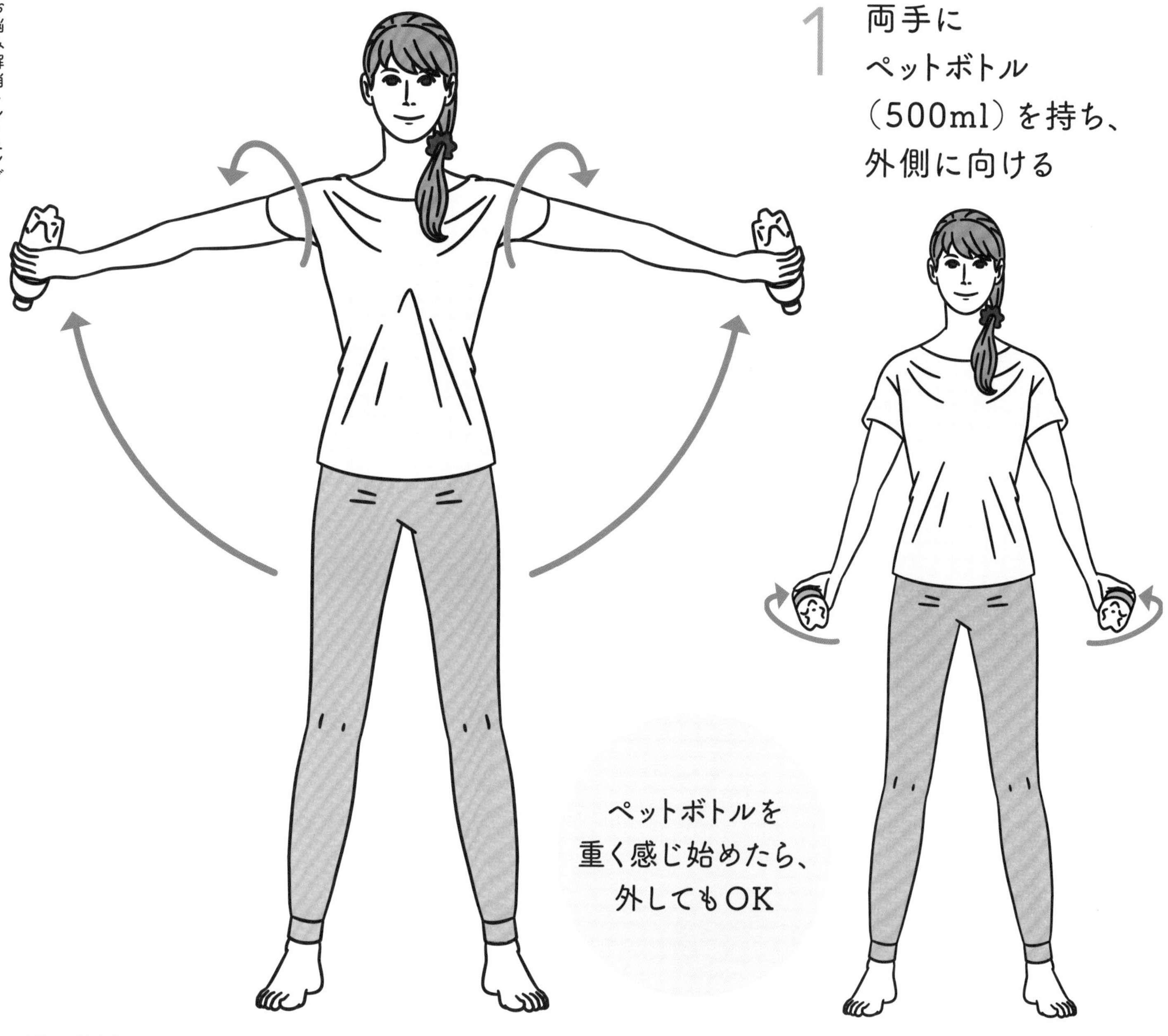

ペットボトルを重く感じ始めたら、外してもOK

 監修◎アスレチックトレーナー　佐藤義人さん

第7章

“老け見え背中”の
余分な肉を落とす！

背中やせトレーニング

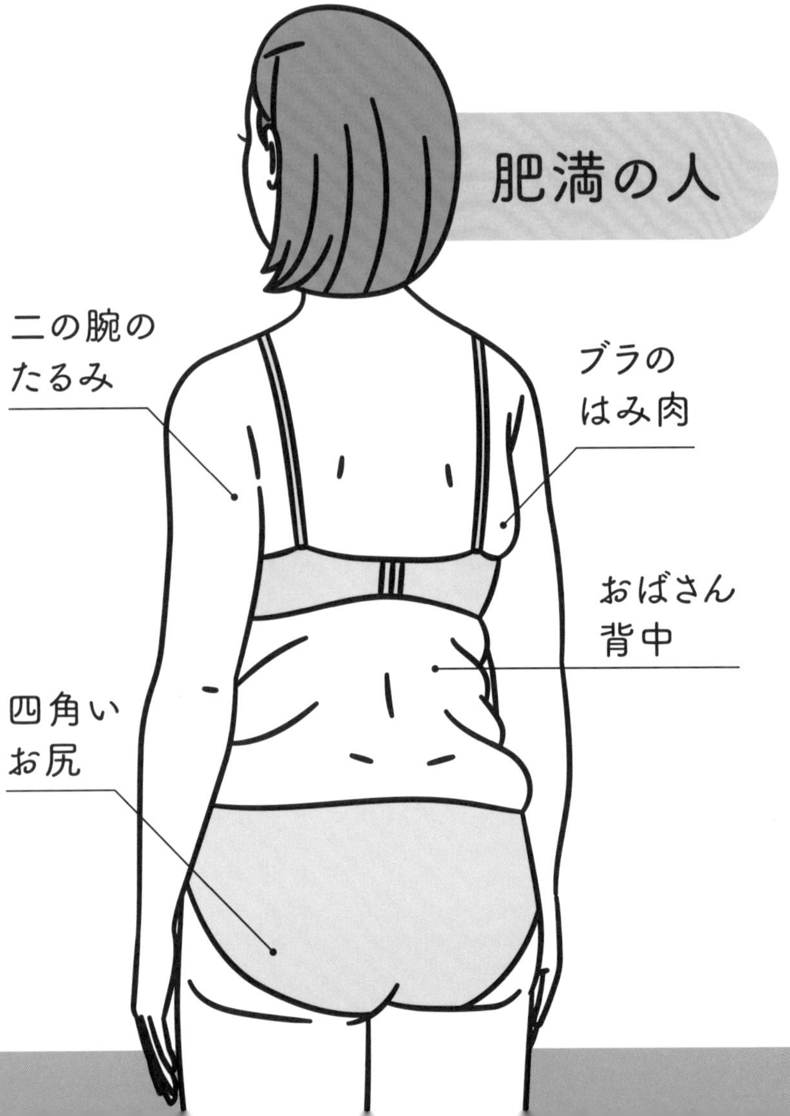

肥満の人

二の腕の
たるみ

ブラの
はみ肉

おばさん
背中

四角い
お尻

「いつのまに、こんなにお肉が……」
「鏡を見たときに、(自身の背中に)ゾッとした」
そんな経験はありませんか？
自分ではなかなか見えない部分だからと、
油断しがちですが、だからこそケアが大切。
姿勢のチェック法から、改善策まで一挙にご紹介。

こんな人におすすめ！

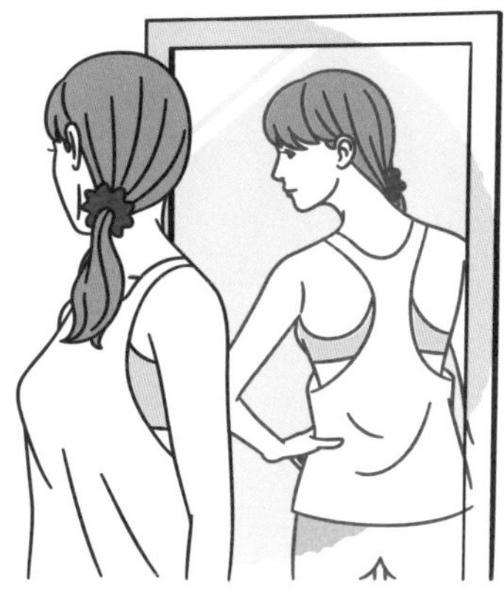

最近、背中のお肉が
気になり出した人

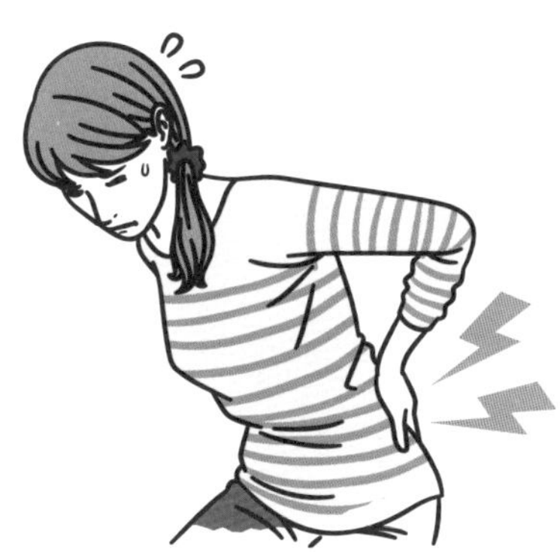

腰痛、肩こりに
悩んでいる人

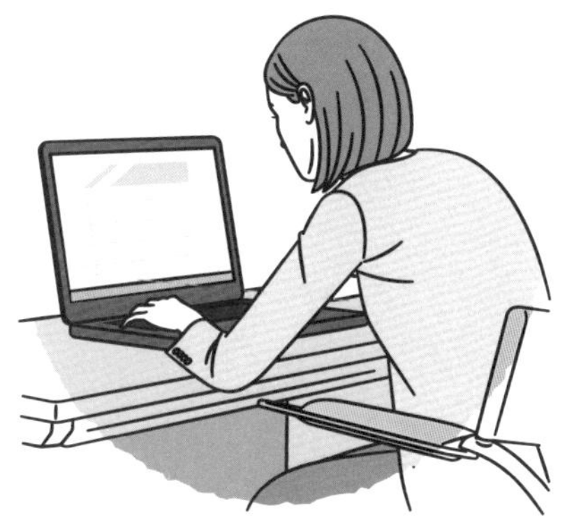

長時間デスクワークを
している人

背中やせトレーニングは

- ☑ 短期間で効果を実感できる
- ☑ 見た目の変化がある
- ☑ 悩みに合った
トレーニングができる

背中の見え方は
こんなに違う！

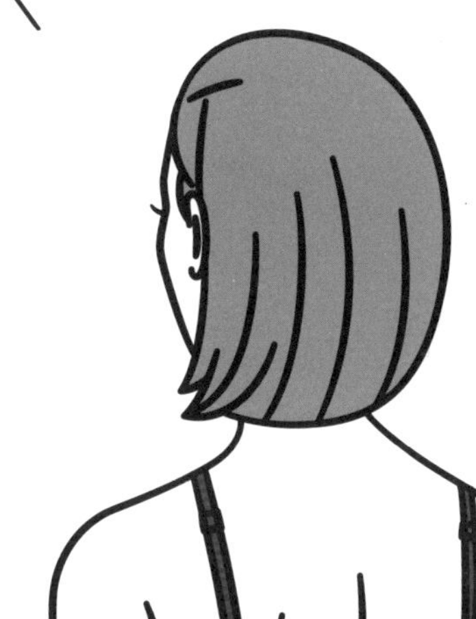

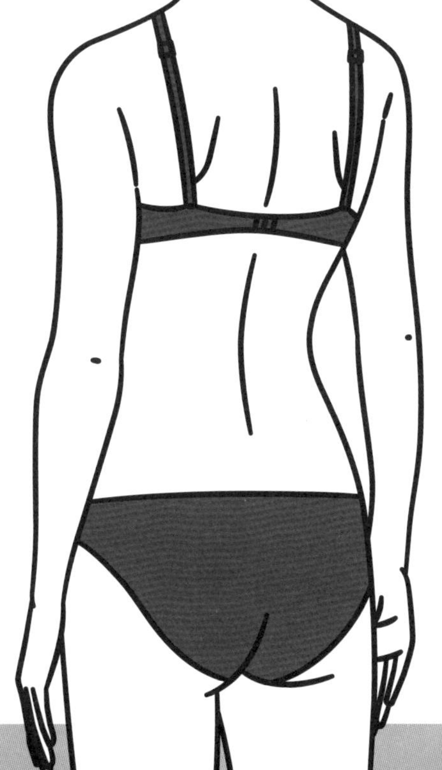

普通の人

あなたの背中は大丈夫？

「巻き肩」「猫背」「反り腰」のセルフチェック法

背中に脂肪がつきやすいのは、上手に背中の筋肉を使えていないから。まずは自分の状態を理解すること。代表的な3つの悪い姿勢を挙げて、セルフチェック法をご紹介。あなたは〝老け見え背中〟になっていませんか？

巻き肩チェック

1 真っ直ぐ立つ

2 後ろで、しっかりと手を組む

3 2の状態から、ゆっくり上げる

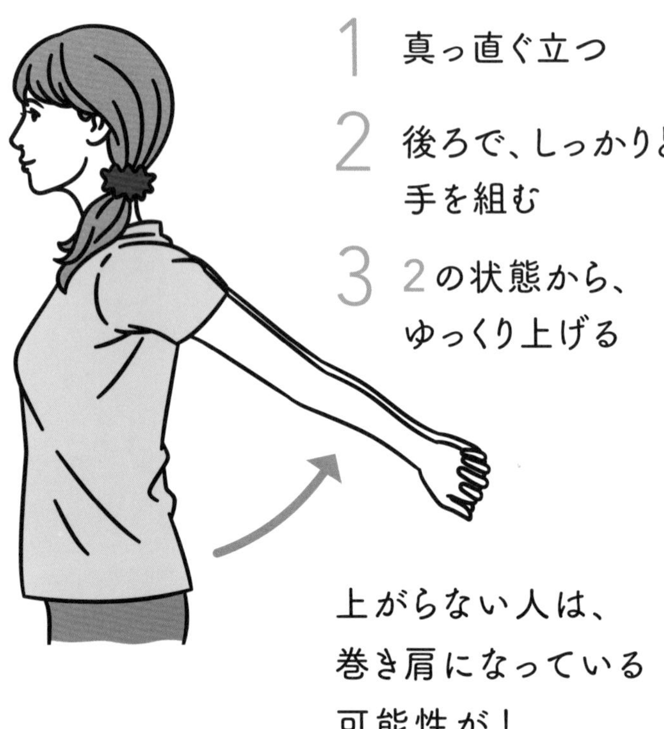

上がらない人は、巻き肩になっている可能性が！

猫背チェック

自然な状態で肩に手を置く

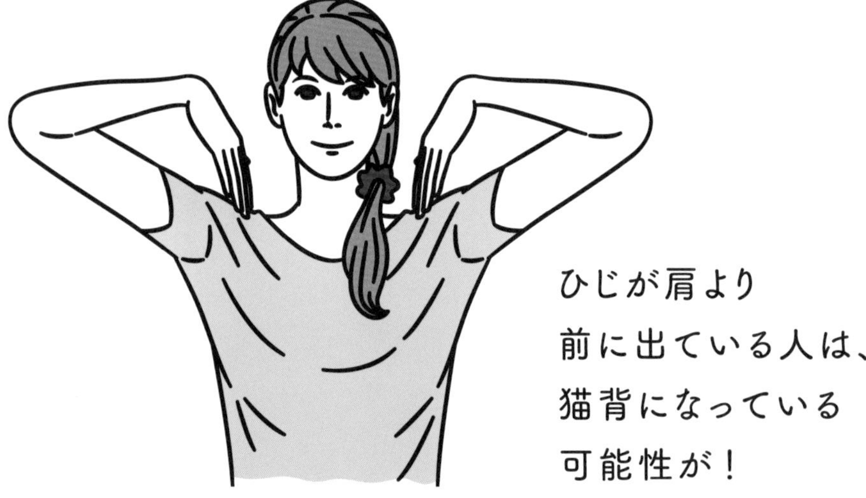

ひじが肩より前に出ている人は、猫背になっている可能性が！

教えてくれたのは

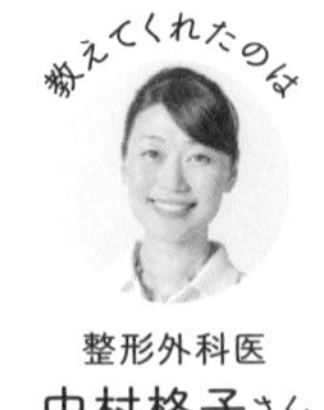

整形外科医
中村格子さん

猫背・反り腰チェック

1 仰向けになる

2 家族や友人に頼んだり、スマホのカメラ機能を使ったりして、横からの状態を確認する

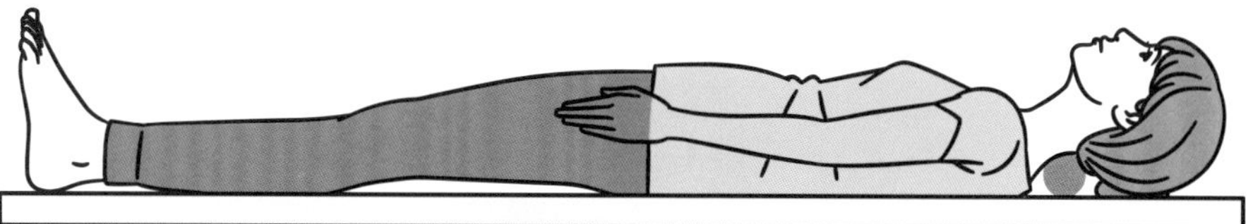

首の後ろに手のひら2枚以上のすき間がある人は、猫背になっている可能性が！

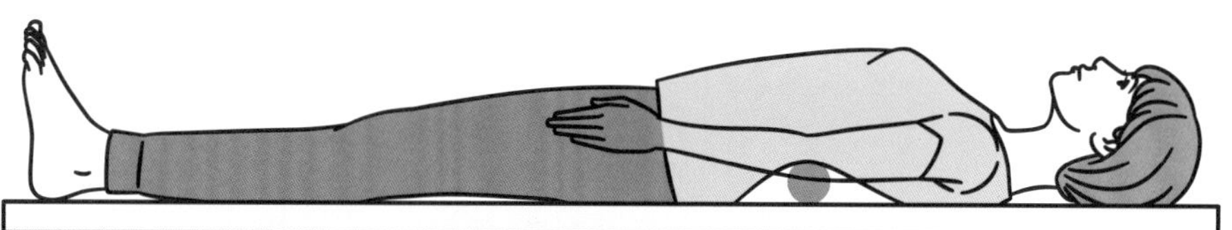

腰の後ろに手のひら2枚以上のすき間がある人は、反り腰になっている可能性が！

丸まった背中は〝老け見え〟の原因に！

「背中が丸くなっている方は、ほとんど背中の筋肉を使えていないのです」と話すのは、整形外科医の中村格子さん。背中の筋肉が使えていないと、姿勢が悪くなったり、見た目が悪くなったり……。せっかくダイエットをしても、〝老け見え〟してしまう恐れがあるのです。

「スマホやパソコンを見る時間が長い現代人は、前かがみでいる時間が長いため、背中の筋肉が使われず、衰えている人が増えているように感じます。典型的な老け見え姿勢が、巻き肩、猫背、反り腰。これを早めに改善することが大切です」

そこで、まずは自身の姿勢の状態を理解すること。上記で3つのセルフチェック法を紹介していますので、実践してみてください。

「背中の筋肉が上手に使えるようになれば、姿勢が整うだけでなく、ぽっこりお腹の改善や、背中のお肉を落とすことも期待できます。ぜひ、ためしてみていただきたいです」

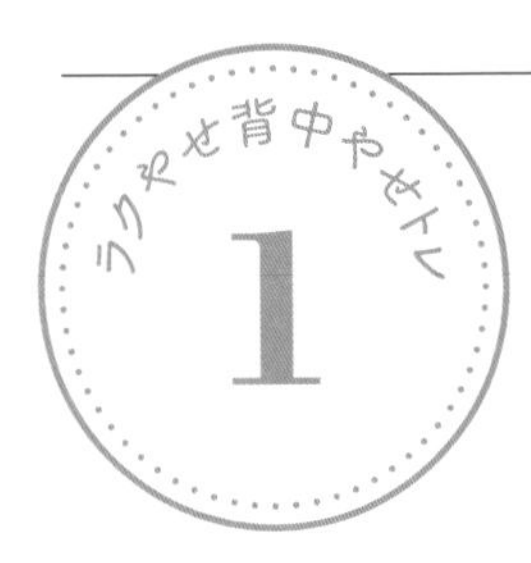

姿勢のベースを作る呼吸法

呼吸は姿勢やメンタルと深く関わっていて、猫背の姿勢などが続くと、
知らないうちに呼吸が浅くなっていることも。
まずは、正しい姿勢のベースを作ることが大切。

1 骨盤を立てることを意識して、イスに座る

2 メジャーを胸の下あたりに巻きつけ、一度息を吐き切る

3 3秒かけて吸って、5秒かけて吐く。5～10回くり返す

メジャーを使って、肺にしっかり空気が入っているかどうかを確認するのがポイント

※呼吸をコントロールし過ぎると、気分が悪くなることがあるので注意しながら行ってください。

ラクやせ背中やせトレ 2

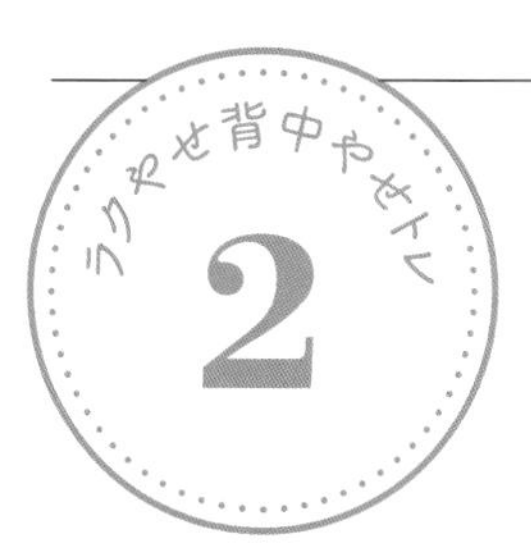

巻き肩改善エクササイズ

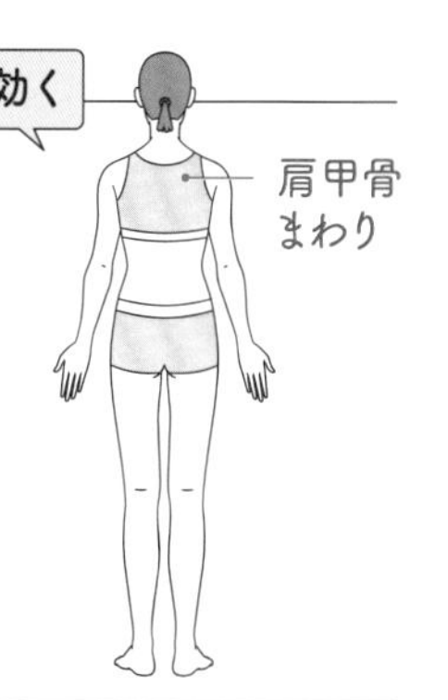

巻き肩になっている人は、肩甲骨まわりの筋肉が弱い可能性が。
トレーニングで筋力をつけることで、
肩の可動域が広がり、背中の筋肉に刺激が入りやすい状態に。

1 骨盤を立てることを意識して、イスに座る

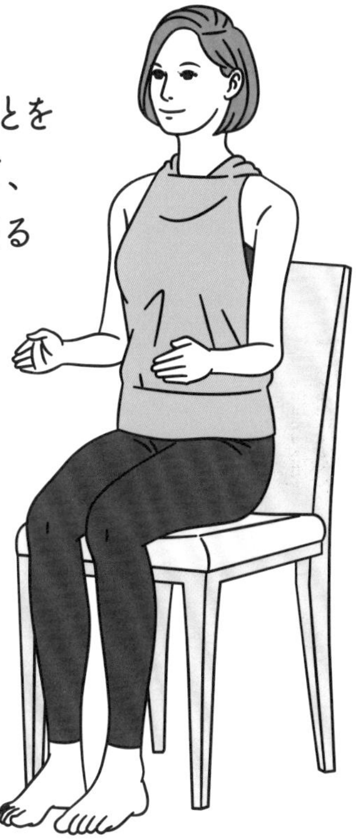

2 ひじを曲げた状態で体側につける

3 ひじの位置を動かさないよう、腕をゆっくり開く。朝晩10回ずつを目安に行う

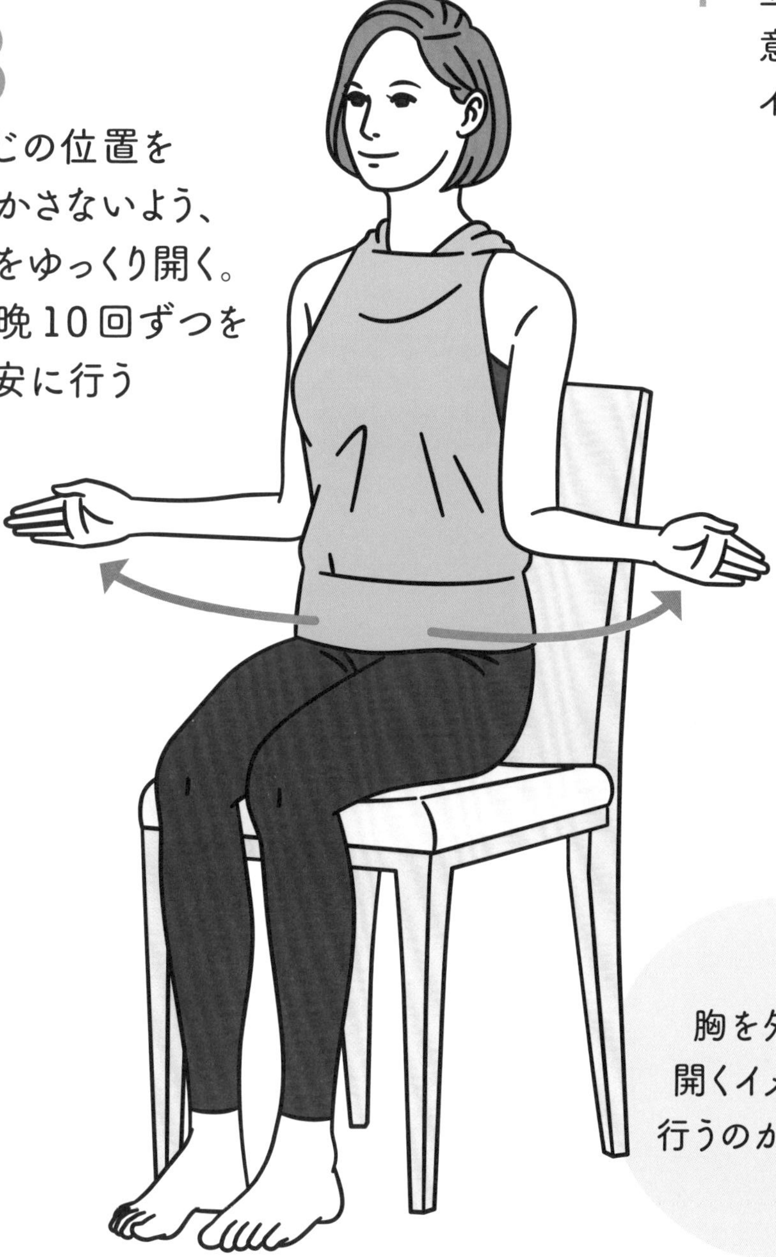

胸を外側へ開くイメージで行うのがポイント

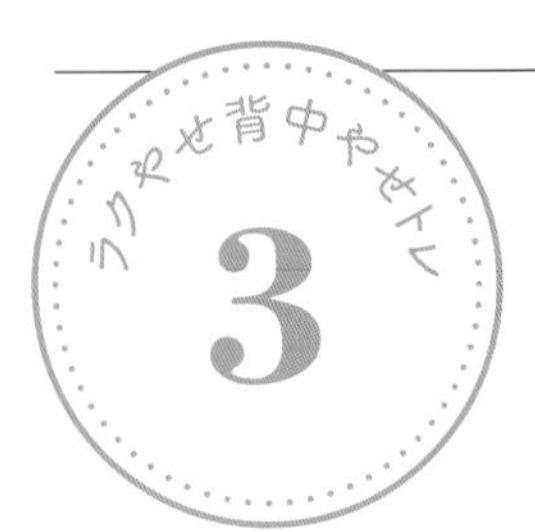

ラクやせ背中やせトレ

3

猫背改善エクササイズ

ここに効く
肩まわり
二の腕

背中には大きな筋肉があるため、鍛えることで代謝が向上し、やせやすい身体作りに効果的。また、猫背を改善すると、身長が高く見えるようになり、スタイルアップにも。

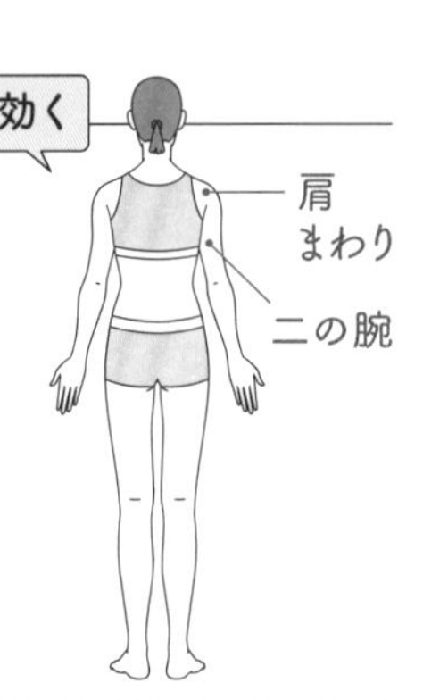

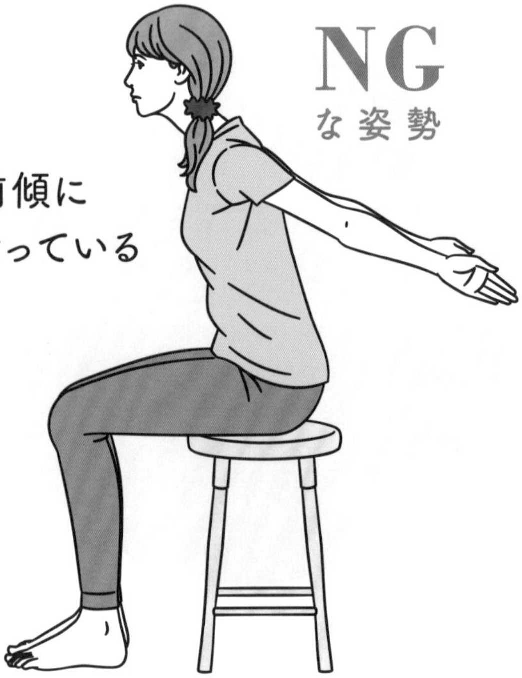

NG
な姿勢
前傾になっている

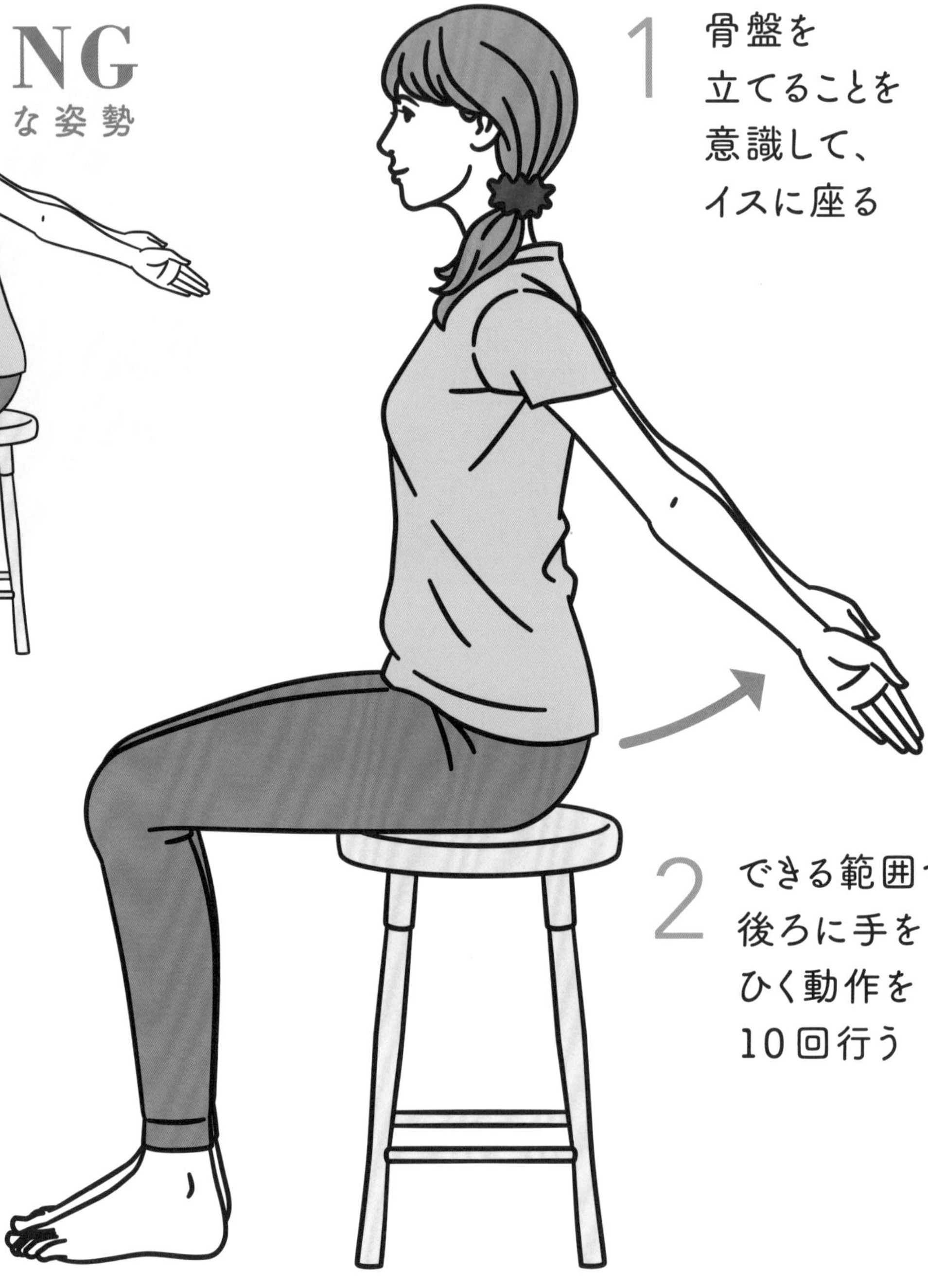

1 骨盤を立てることを意識して、イスに座る

2 できる範囲で、後ろに手をひく動作を10回行う

3 10回目に後ろでキープし、二の腕を意識しながら内側に5回ねじる

NG
な姿勢
腕が
曲がって
いる
肩を外に開く
イメージで
ねじるのがポイント

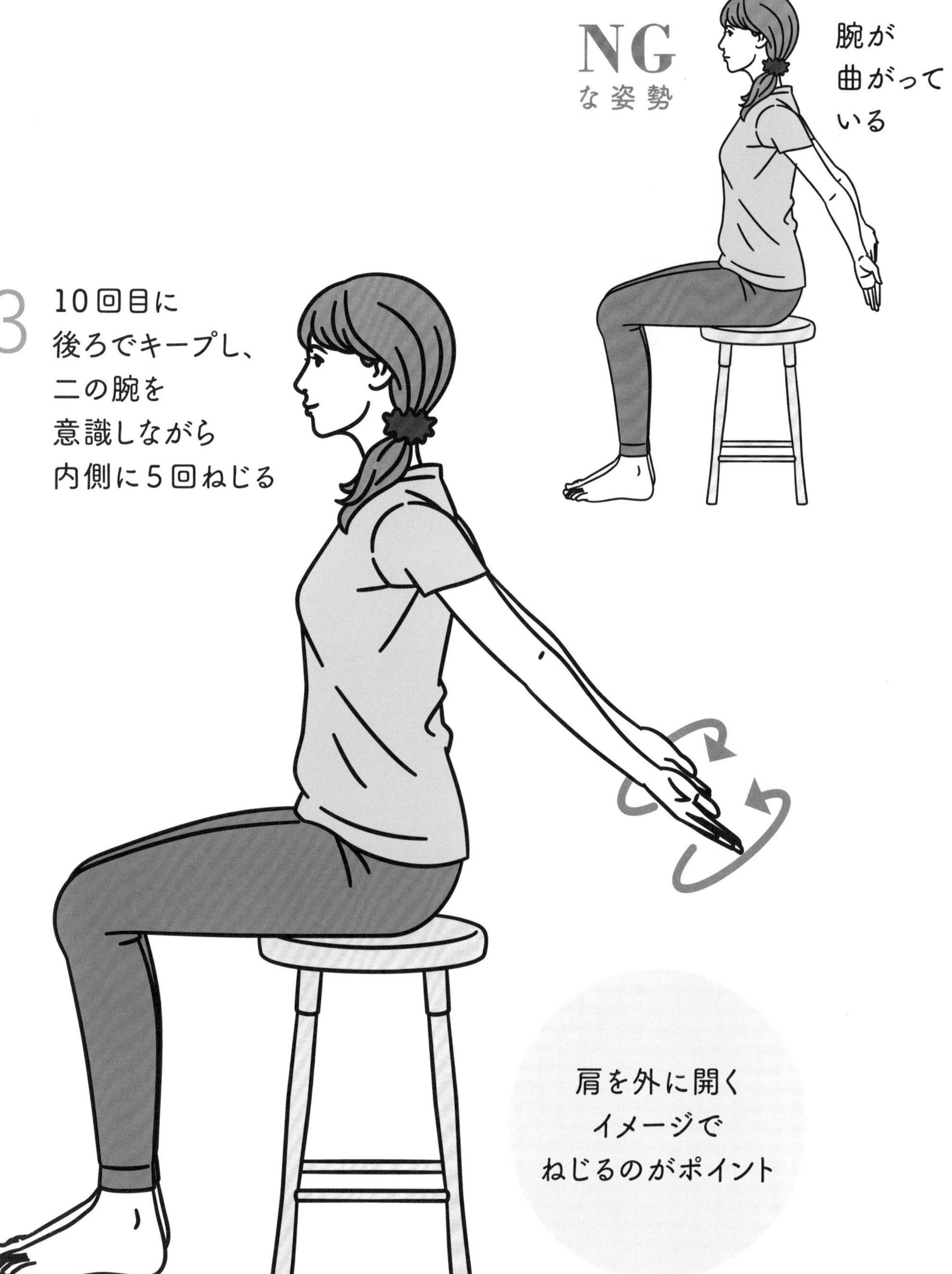

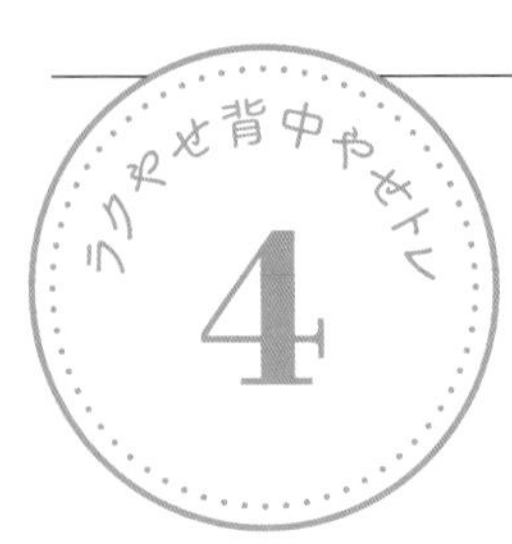

こんにちは体操

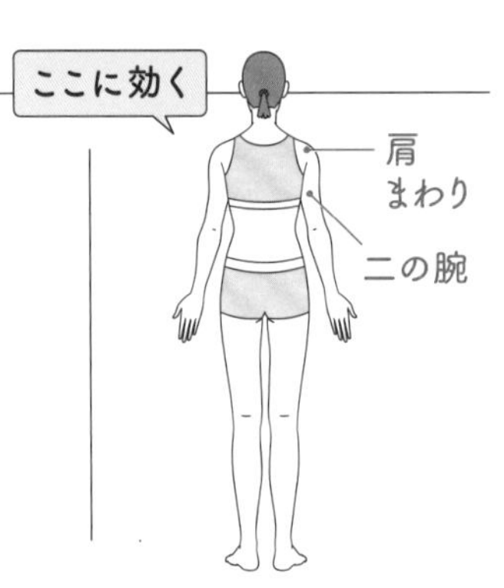

太陽に向かって「こんにちは」と
挨拶するようなイメージで行うエクササイズ。
継続することで、背中はもちろん、二の腕の引き締め効果も。

1 両腕を体側につけ、指を広げた状態にする

2 親指から腕の内側を外に向けるように広げ、肩甲骨を寄せる。ゆっくり戻す

3 これを1日20～30回を目安に行う

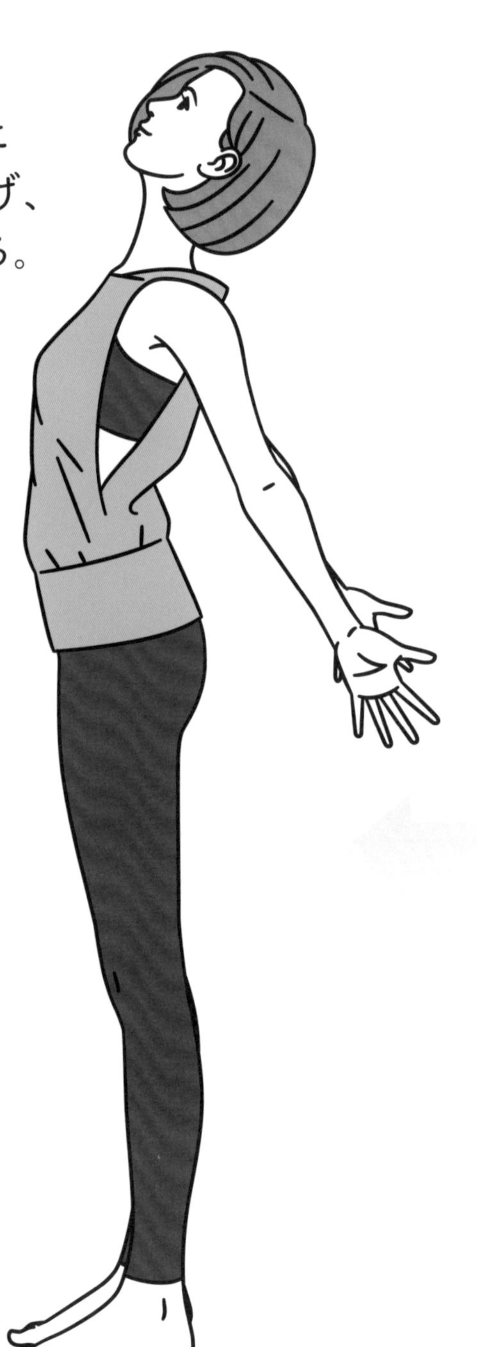

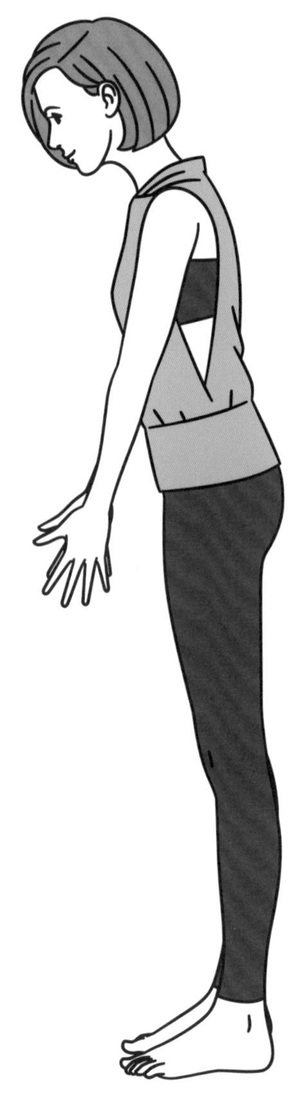

ラクやせ豆知識

“やせる細胞”とは？

新生児の身体に多く存在し、年齢を重ねるにつれて減少していくことがわかっている「褐色脂肪細胞」。脂肪を分解することで熱を発生させる働きがあり、この細胞が活性化している人は脂肪を燃焼しやすいとされる。この運動をしたとき、背中がポカポカしてきたら、褐色脂肪細胞が使えているということなので、目安にしてみて。

監修◎ヨガクリエイター　ayaさん

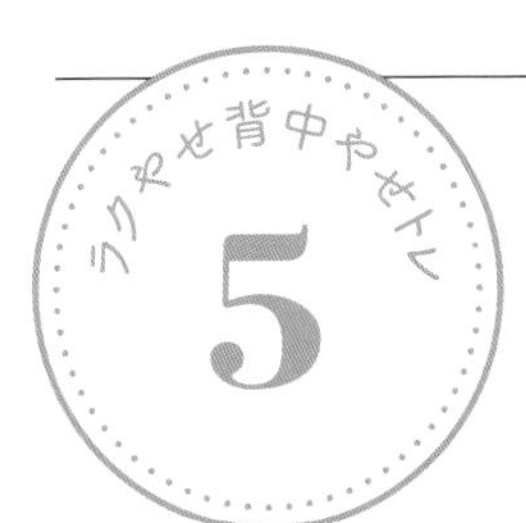

腕伸ばしスクワット

お尻を後ろに引いたり、戻したりする動作によって、
くびれ作りやヒップアップ、美脚効果も。
腕をしっかり伸ばすことで、二の腕や背中の引き締めも期待。

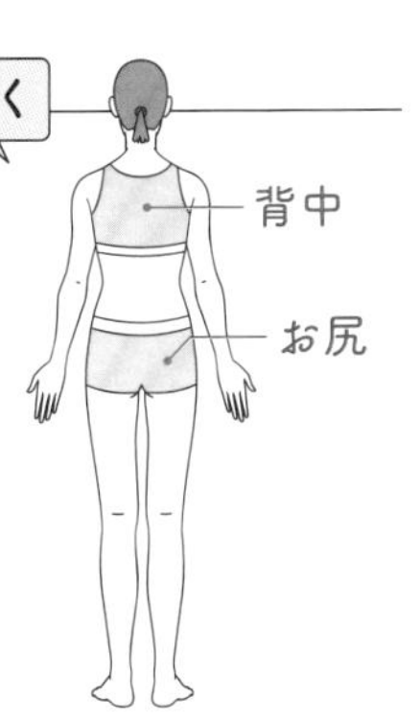

1 胸の前で手を組み、両足をくっつけた状態で真っ直ぐ立つ

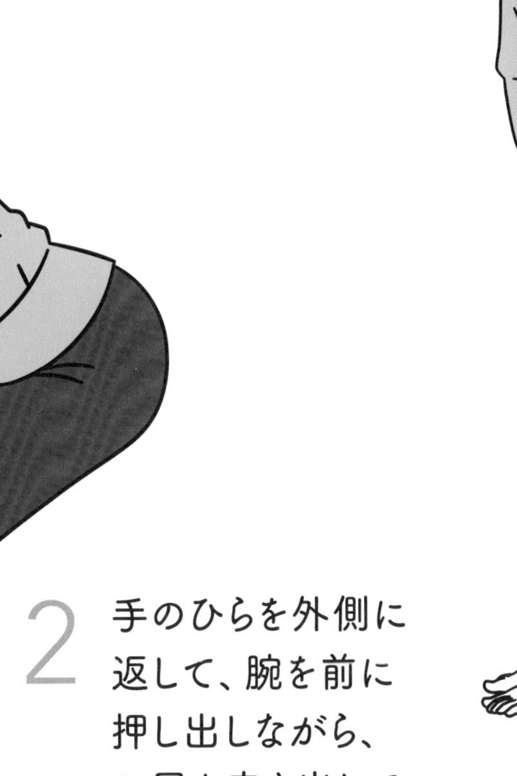

2 手のひらを外側に返して、腕を前に押し出しながら、お尻を突き出してスクワットをする。1日10～20回を目安に行う。

ひざがつま先より前に出ないように注意する

第8章

4つに厳選！
“神ストレッチ”

「ストレッチは健康にいい」「柔軟性が大切」
とわかっていても、いざやるとなると
どこをやればいいのか、何をやればいいのかがわからない、
そんなことありませんか？ 初心者でも実践しやすい、
ストレッチ法を4つに厳選してご紹介します。

「続かない」「面倒くさい」そんな人に向けたストレッチ法を提案！

ストレッチは身体にいいものとわかっていても、継続できない、面倒くさい、といった理由から実践できていない人が多いのでは？ とくに女性は要注意。年齢を重ねると、女性ホルモンの分泌量が低下することで、急激に柔軟性が低下し、今までできていた動作ができなくなるということが起こりやすくなります。

とはいえ、ストレッチをする習慣がなかった人は、「種類があり過ぎて、何をどうやって取り入れたらいいのかわからない」と感じることもあるのではないでしょうか。

そこで番組では、整形外科医の中村格子さん、理学療法士のオガトレさん、ヨガ・ピラティスインストラクターの中村尚人さん、パーソナルトレーナーの松井薫さんら、4名のプロフェッ

監修◎整形外科医 中村格子さん、理学療法士 オガトレさん、ヨガ・ピラティスインストラクター 中村尚人さん、パーソナルトレーナー 松井薫さん

身体が硬くなると、こんなリスクが！

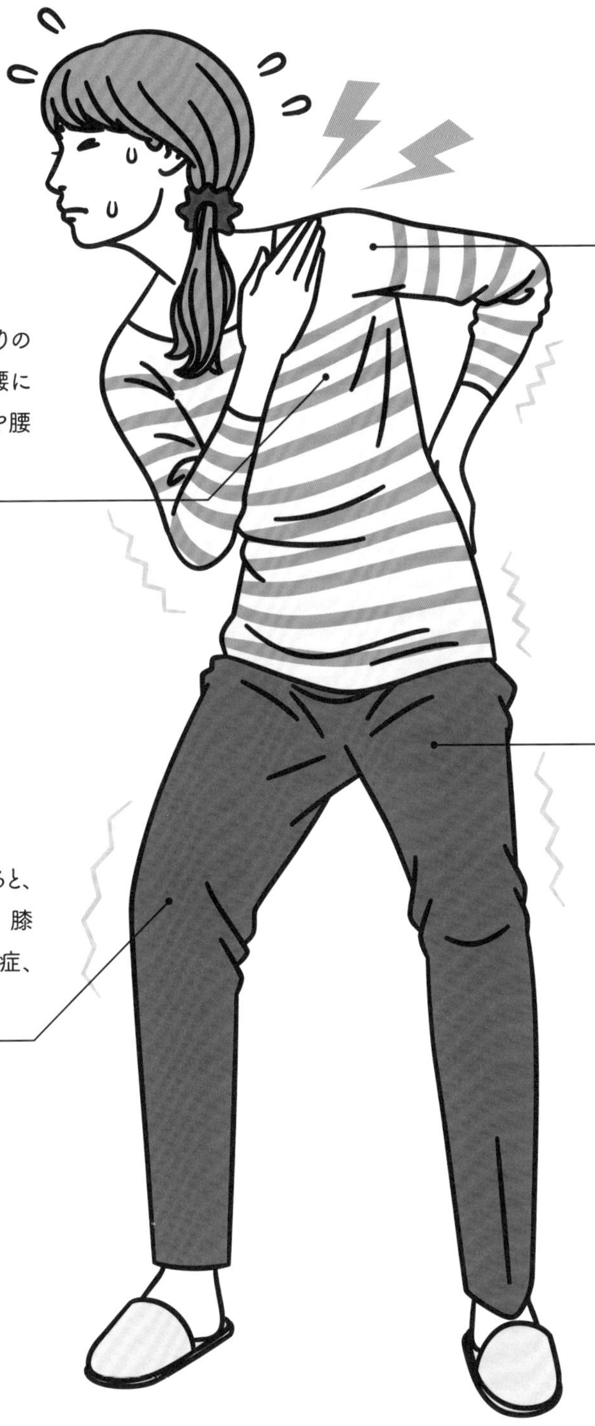

肩関節が硬いと……

肩関節が硬くなり、姿勢が猫背になっていると、四十肩や五十肩を引き起こす原因に。

胸椎(きょうつい)が硬いと……

胸椎が硬くなり、胸まわりの動きが悪くなると、首や腰に負担がかかって、首こりや腰痛の原因に。

股関節が硬いと……

股関節が硬くなると、体幹を動かす際に、腰や膝にも負担がかかりやすい状態に。また、うまくお尻の筋肉を使えないことで、たれ尻の原因にも。

膝関節が硬いと……

膝まわりの筋肉が硬くなると、脚のアライメントが崩れ、膝痛、または変形性膝関節症、の原因に。

ショナルたちに依頼し、数あるストレッチ法のなかから4つに厳選して紹介。

次ページで紹介している、「ガチガチ度チェック」を実践し、自分の身体のどこが硬いのか、〝ストレッチすべき部位〟を知るところから始めてみてください。

ガチガチ度チェック

身体に必要なストレッチを知るため、関節の硬さを確認する！

自分の身体のなかで、どの部分が硬いのか、どの部分には柔軟性があるのか。まずは自身の状態をしっかりとチェックして、ストレッチが必要な部分を把握することから始めてください。

肩関節

チェック 1 **親指が肩甲骨の間まで上がるか？**

腕を後ろにまわし、親指が肩甲骨に間まで上がるかどうかをチェックする。

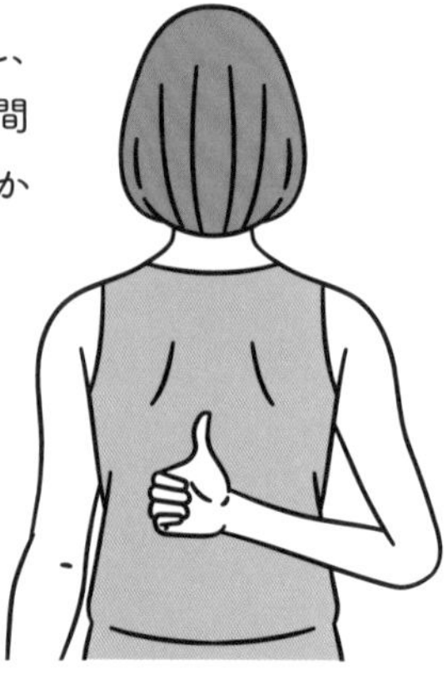

チェック 2 **腕が耳の横まで上がるか？**

真っ直ぐに立ち、体側につけた腕を上げたとき、耳の横まで上がるかどうかをチェックする。

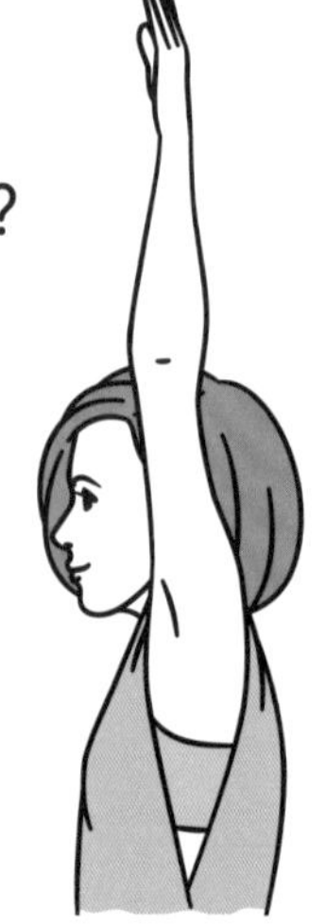

できない人は…… 62ページのストレッチへ！

胸椎

チェック 1 **正座の姿勢から、おでこが膝につくか？**

正座をして、ゆっくりと前屈みになり、おでこが膝につくかどうかをチェックする。

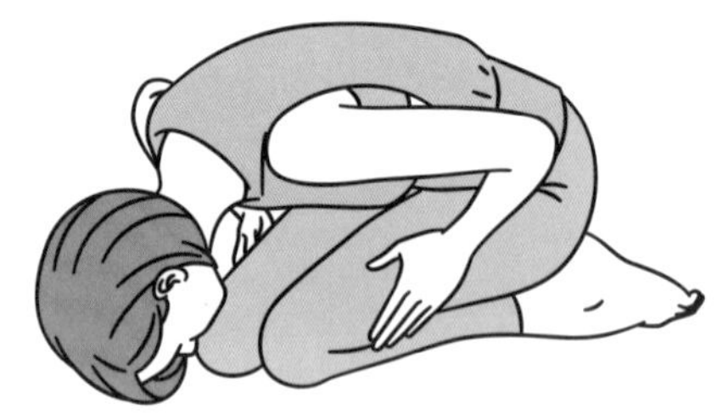

チェック 2 **うつ伏せから、上体を上げられるか？**

うつ伏せになり、お腹は床につけたまま、手で支えながら上体を上げることができるかチェックする。

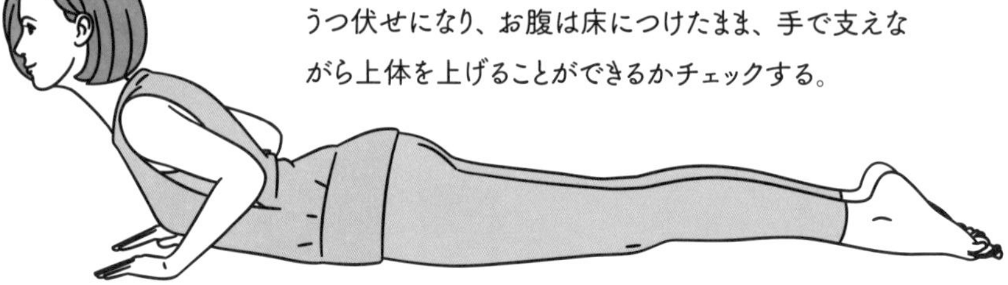

できない人は…… 64ページのストレッチへ！

股関節

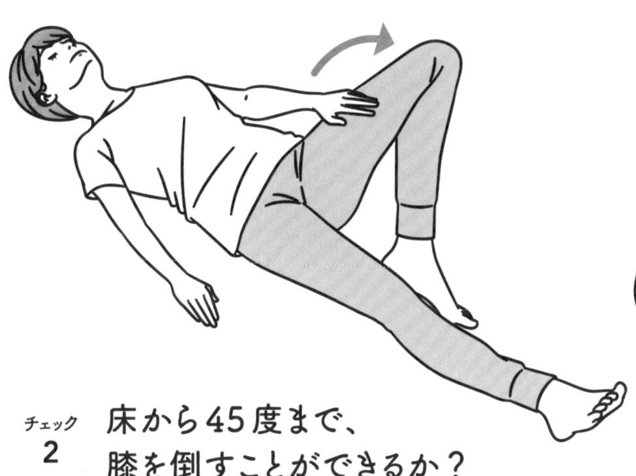

チェック2 床から45度まで、膝を倒すことができるか？

仰向けに寝て、片膝を立てる。立てた膝を45度まで倒すことができるかどうかをチェックする。

チェック1 胸に膝を引き寄せられるか？

仰向けに寝て、そのまま片足を胸まで引き寄せることができるかどうかチェックする。

できない人は…… 66ページのストレッチへ！

膝関節

身体が硬い人は……

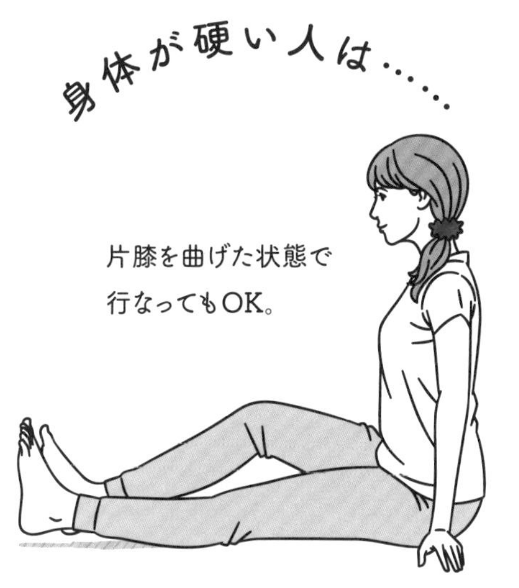

片膝を曲げた状態で行なってもOK。

チェック 膝を伸ばしたとき、かかとが浮くか？

骨盤を立て、足を伸ばした状態で座ったとき、かかとが自然に1～2cm浮いているかどうかをチェックする。

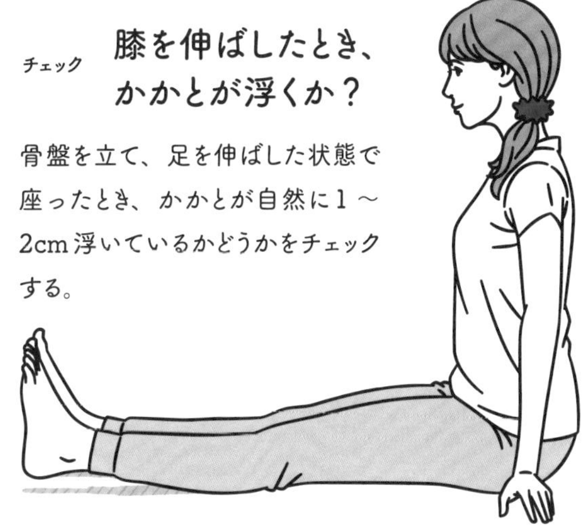

できない人は…… 68ページのストレッチへ！

ラクやせ神ストレッチ
1

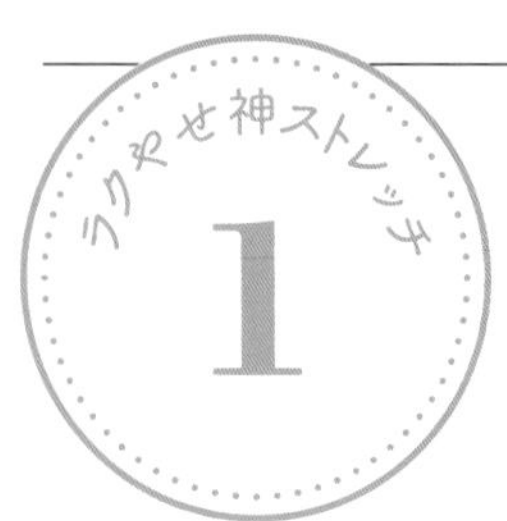

肩関節

肩まわりは日常生活で負荷がかかりやすく、こりやすい部位の1つ。
日頃からしっかりとほぐす習慣を作り、
こり固まるのを予防することが大切。

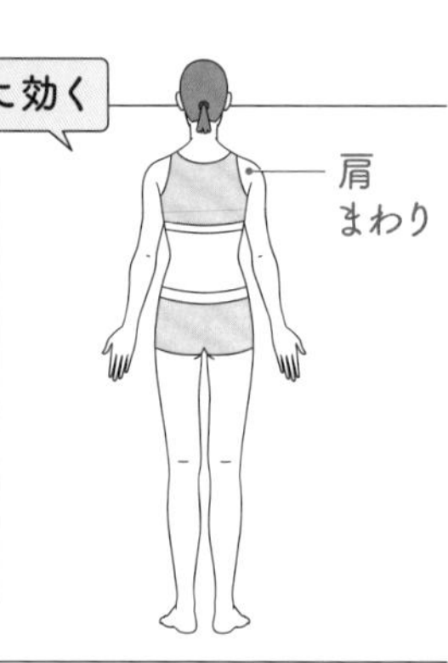

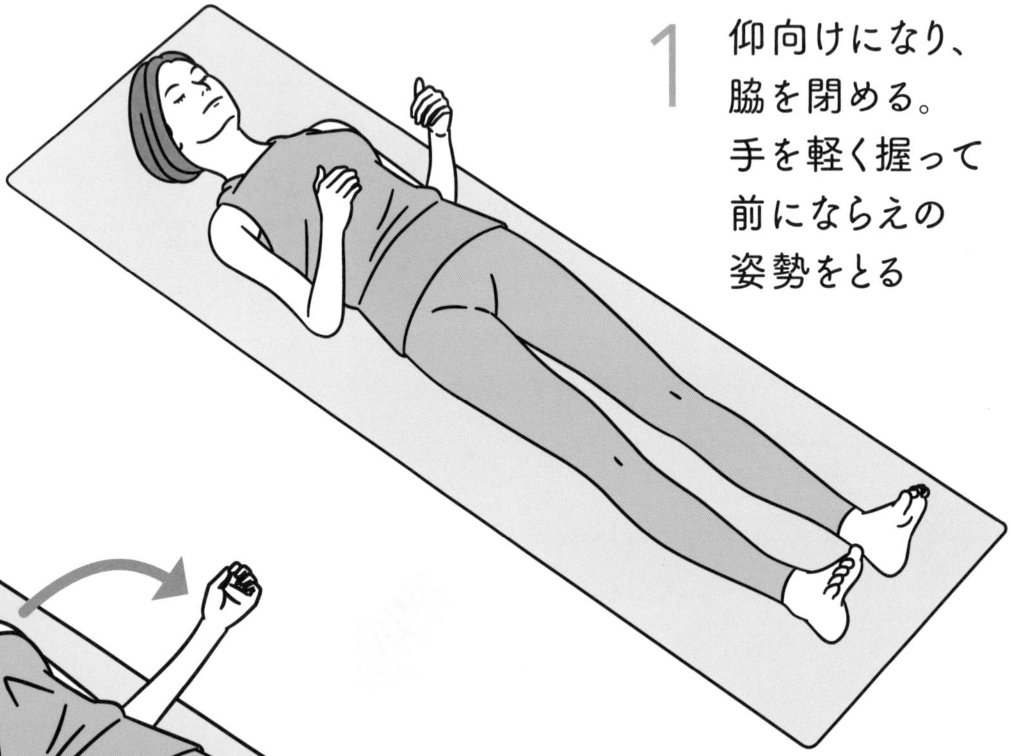

1 仰向けになり、
脇を閉める。
手を軽く握って
前にならえの
姿勢をとる

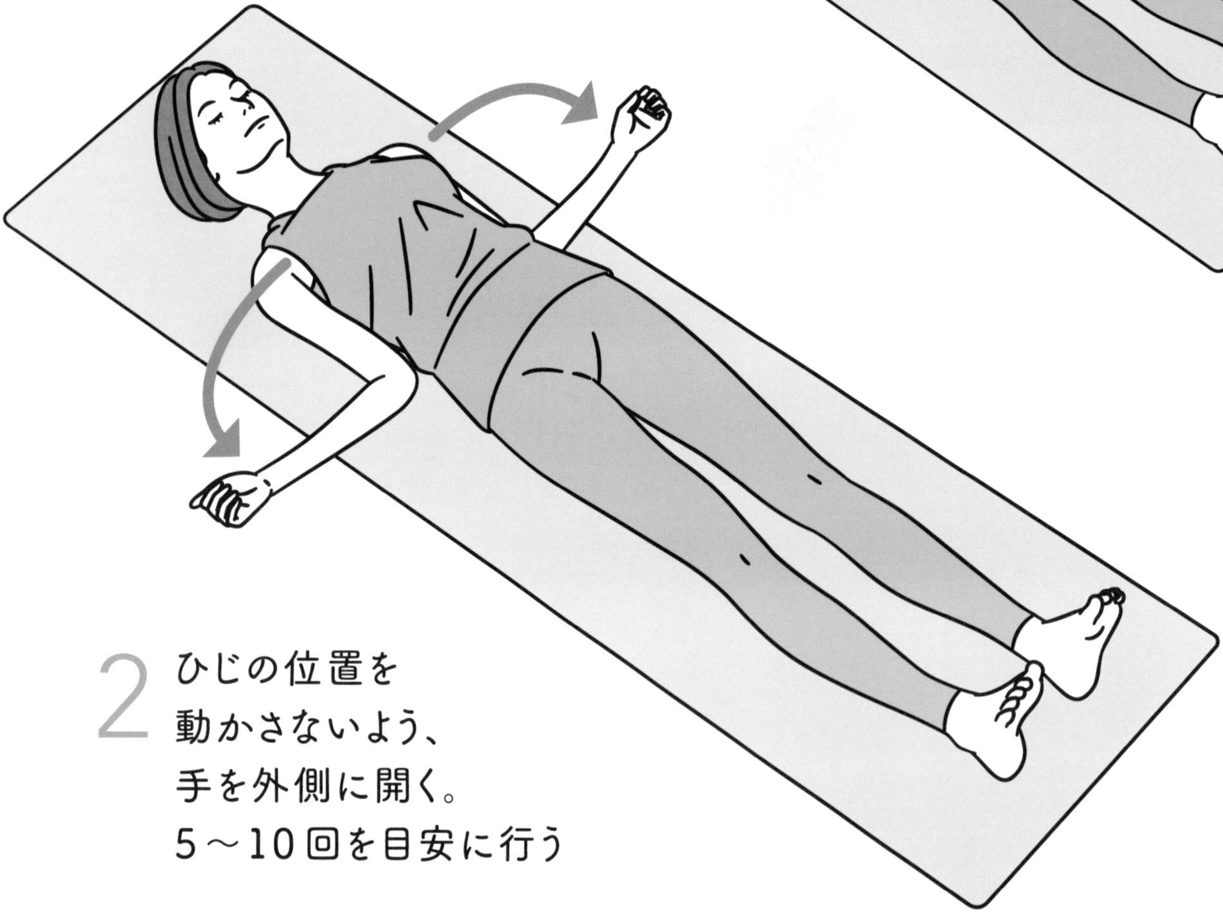

2 ひじの位置を
動かさないよう、
手を外側に開く。
5〜10回を目安に行う

伸びを感じにくい人は

1 仰向けになり、
両手をあげて、
バンザイの
姿勢をとる

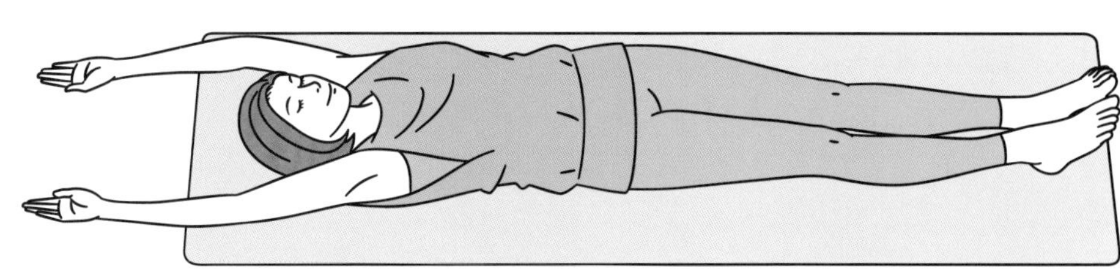

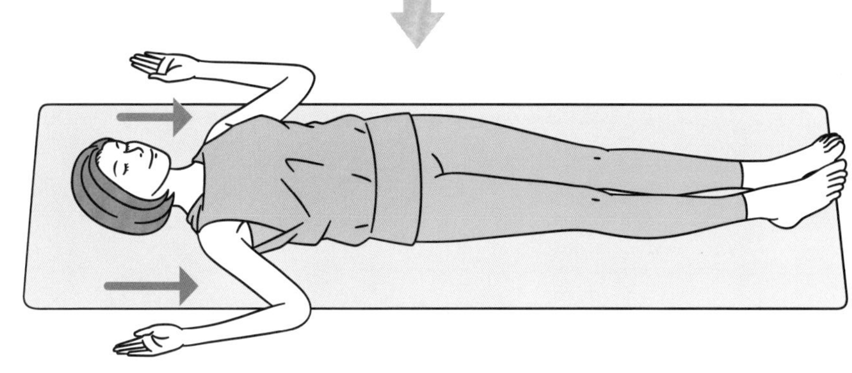

2 Wの形を作る
イメージでゆっくりと
手を下げる。
5 ～ 10回を
目安に行う

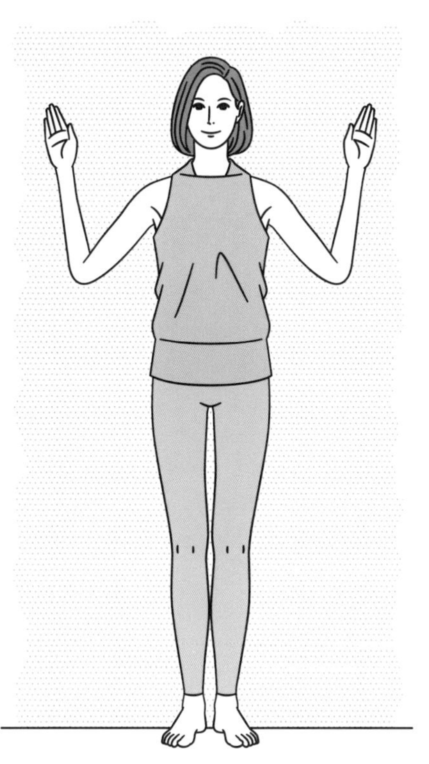

立って行う場合は

背中を壁にくっつけ、
手の甲を壁に沿わせながら
同様に行う

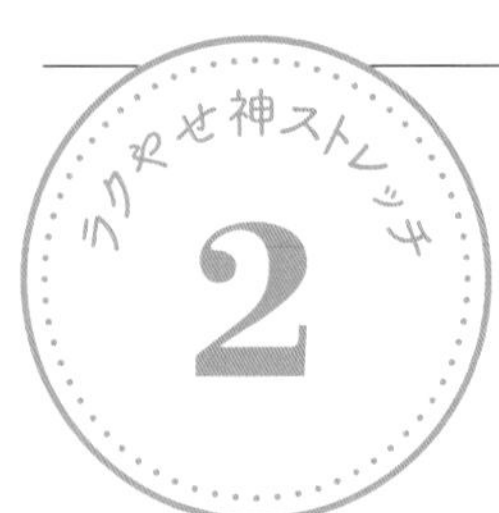

胸椎（きょうつい）

胸椎は首と腰の間にある、胴体の最重要部分の脊椎。首こりや腰痛に悩む人は、胸椎が固くなっていることがあるため、ほぐすことで痛みが軽減する場合も。

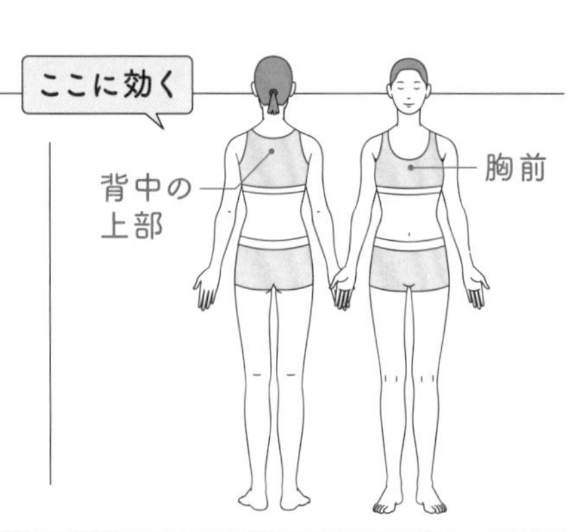

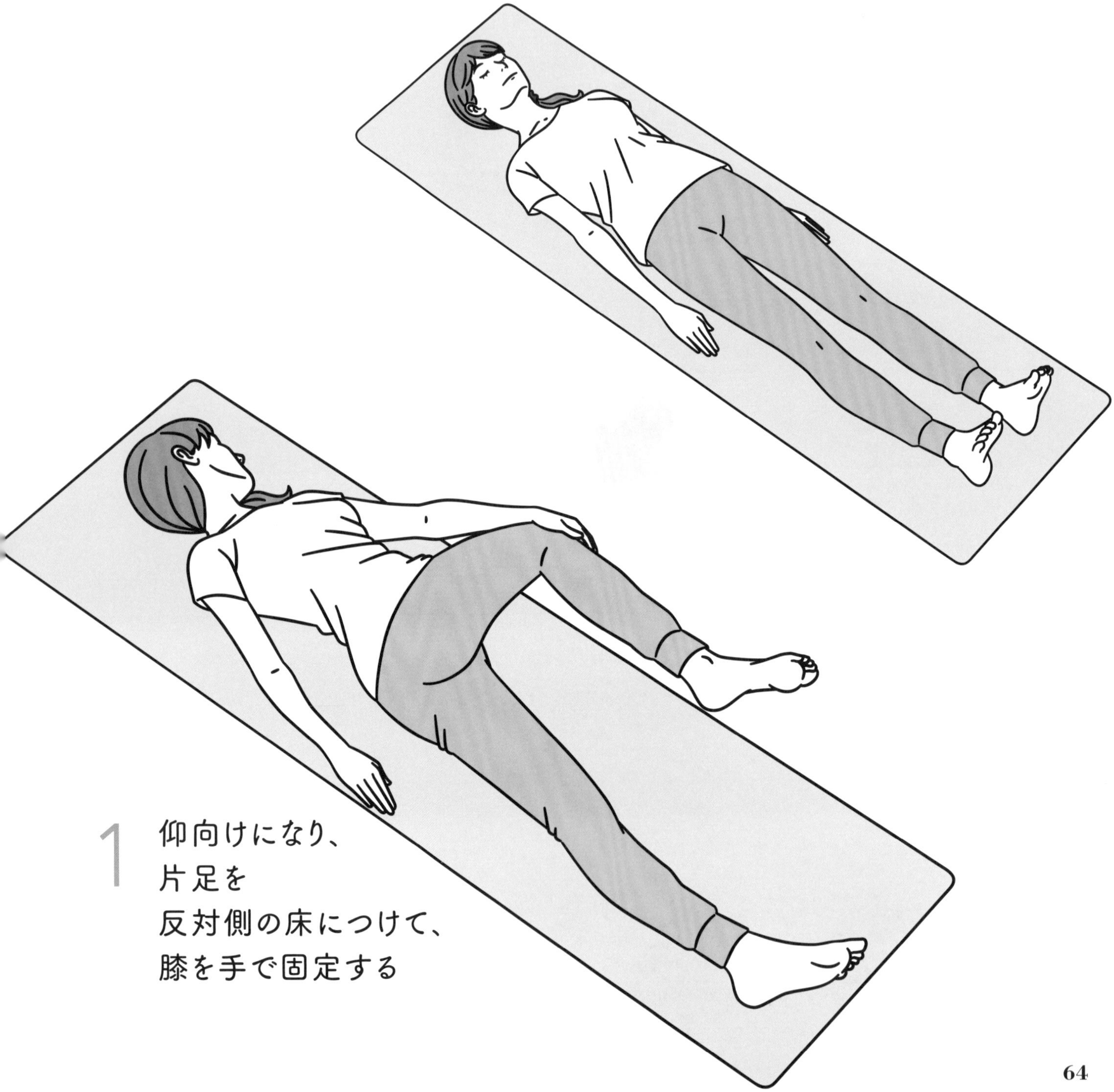

1 仰向けになり、片足を反対側の床につけて、膝を手で固定する

2 膝を押さえていない
ほうの手を頭につけ、
胸を開く。
足を左右入れ替えて、
30秒ずつ行う

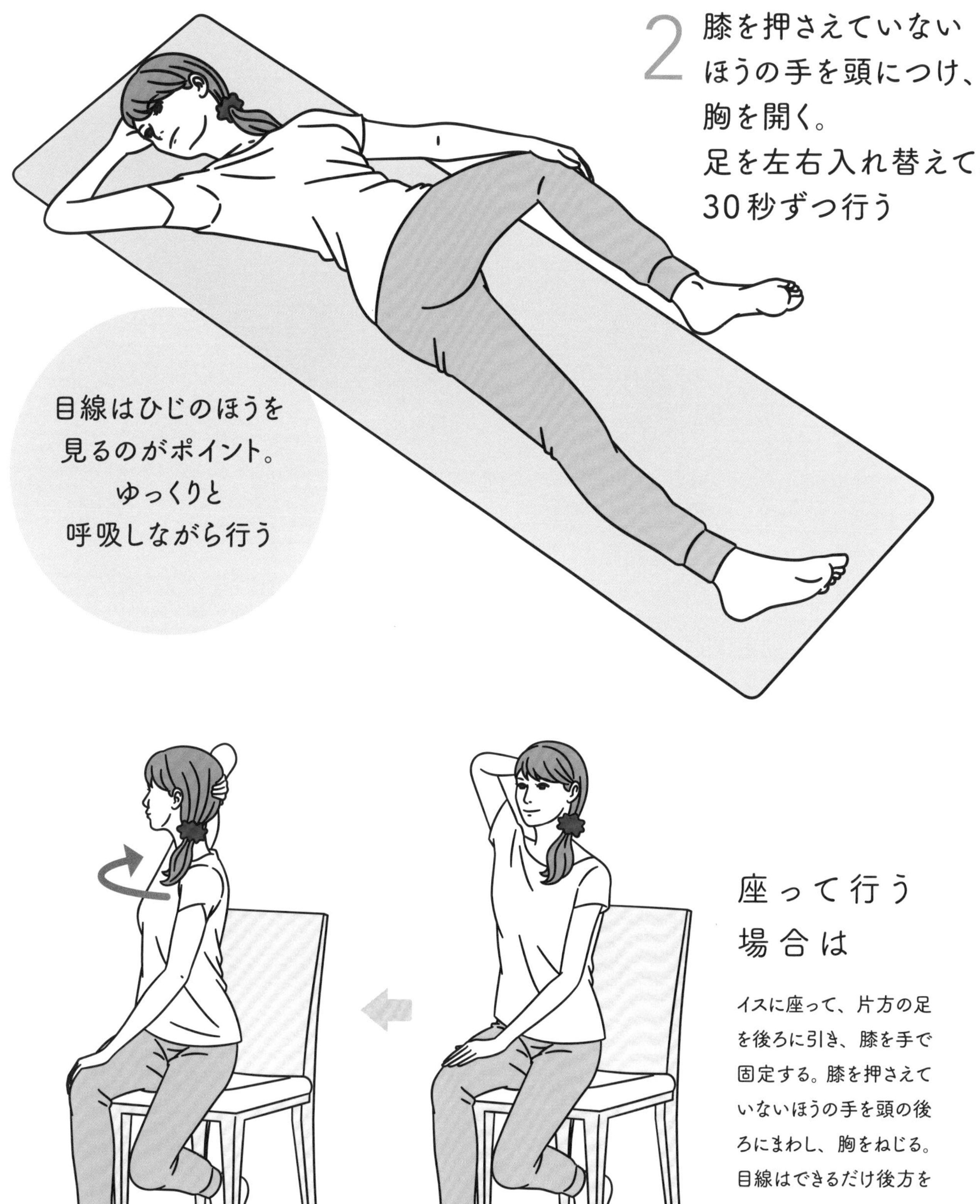

目線はひじのほうを
見るのがポイント。
ゆっくりと
呼吸しながら行う

座って行う場合は

イスに座って、片方の足を後ろに引き、膝を手で固定する。膝を押さえていないほうの手を頭の後ろにまわし、胸をねじる。目線はできるだけ後方を見るように。

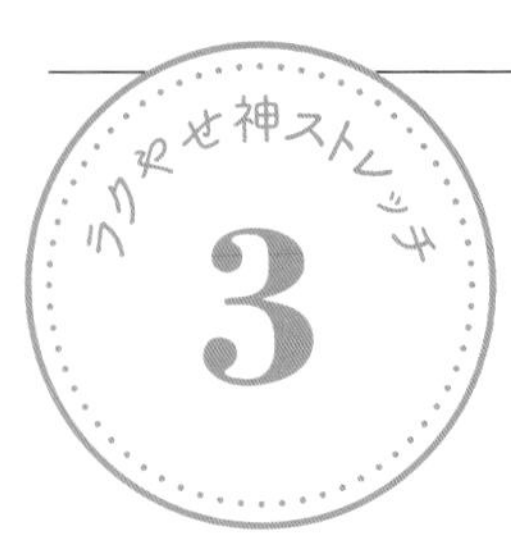

股関節

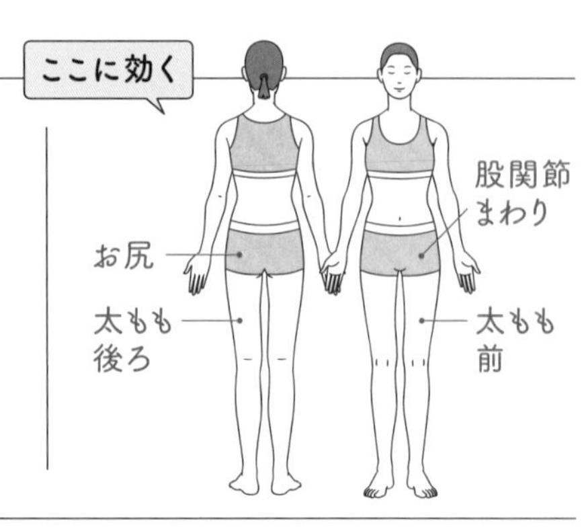

股関節の動きをスムーズにすることで、下半身のトレーニング効果を高めることも。しっかりストレッチを継続して、関節の可動域を広げるところから始めてみて。

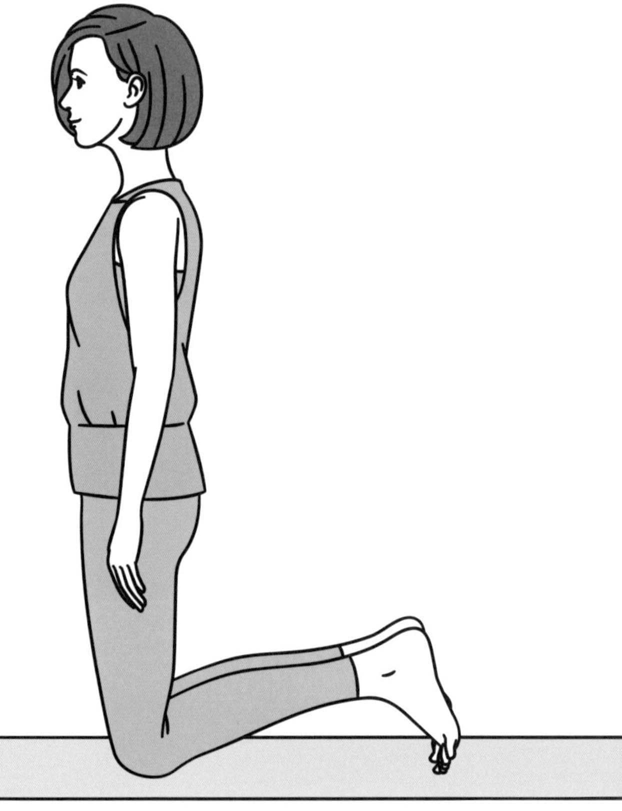

1 膝立ちになり、
片方の足を曲げて、
もう片方の足は伸ばす。
両ひじを床につけた状態で、
30秒キープする

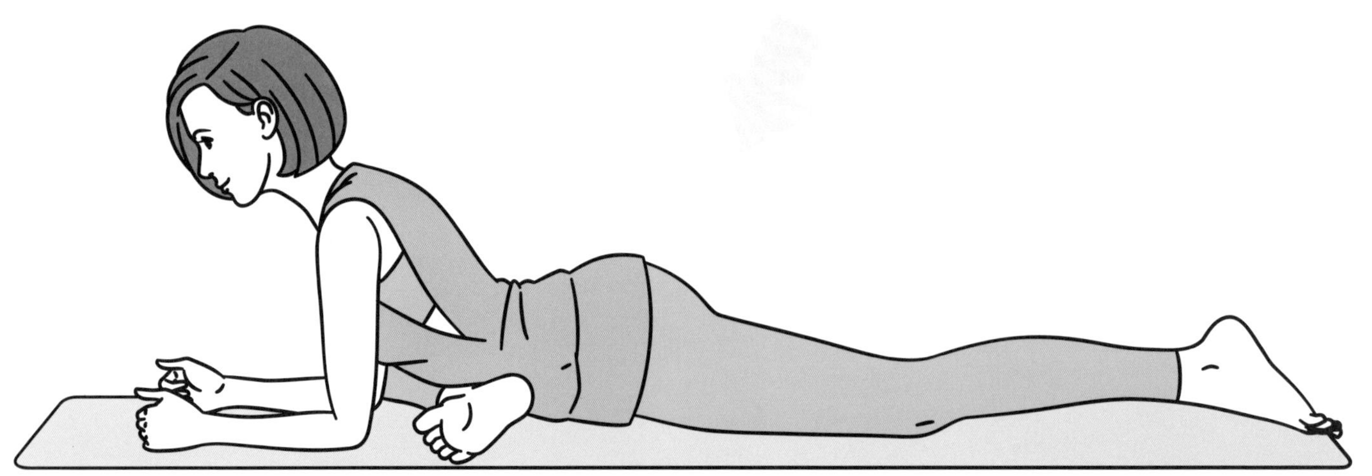

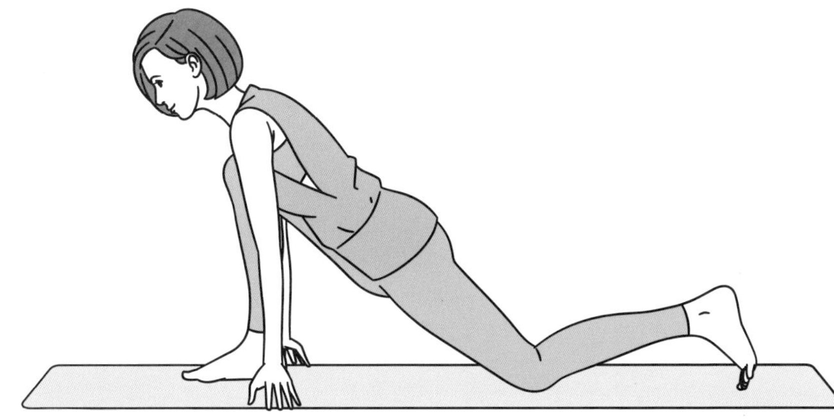

膝や腰に不安がある人は

足を前後に開いて、
引いた足の前ももを
伸ばすだけでもOK

イスに座って行う人は

イスに座り、
片足を膝の上にのせ、
床と平行にするイメージで押さえる。
足首を90度にして、
上体をゆっくり前に倒す

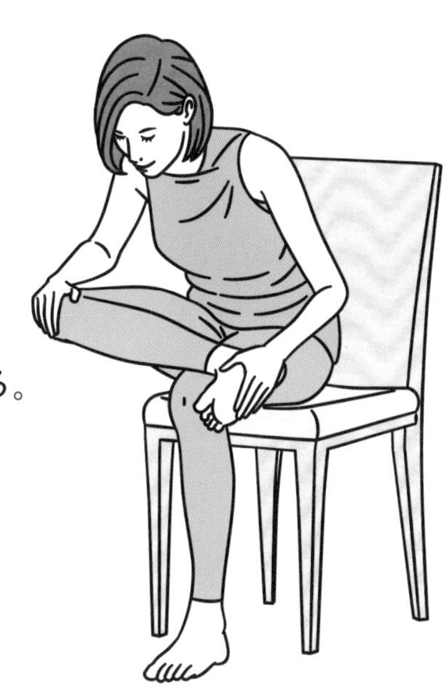

2 両手を床につけて
胸を張り、30秒キープする。
左右の足を入れ替えて、
1セットずつ行う

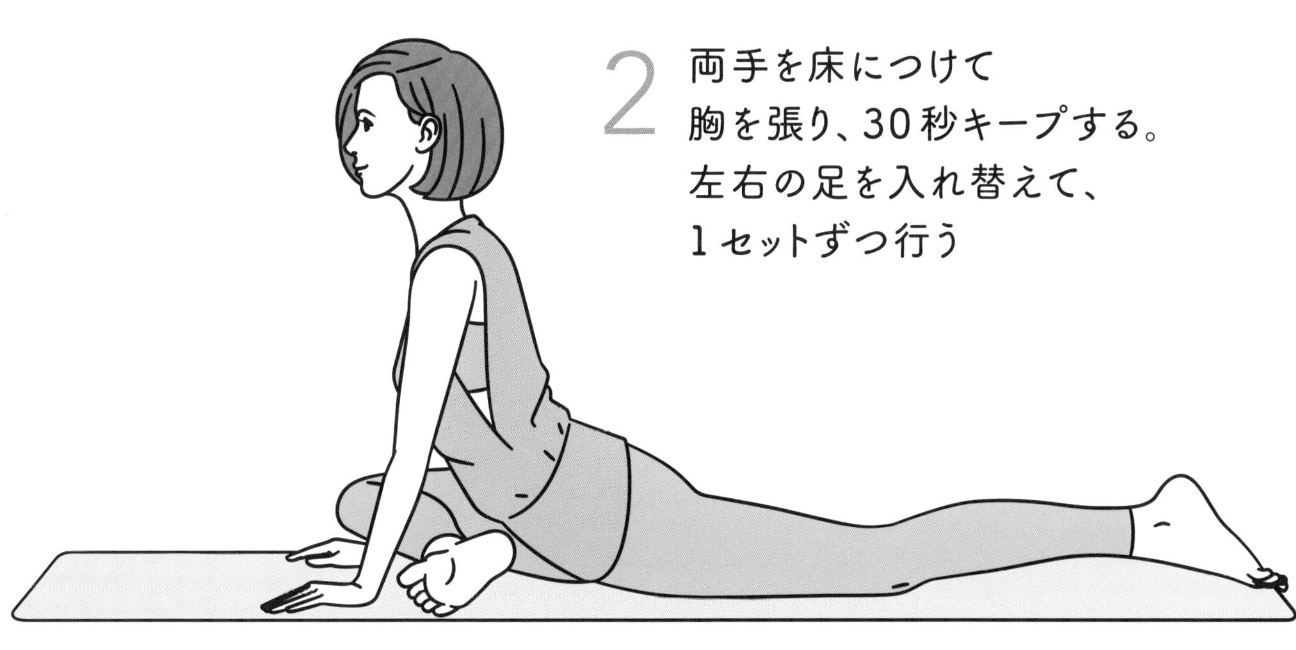

ラクやせ神ストレッチ 4

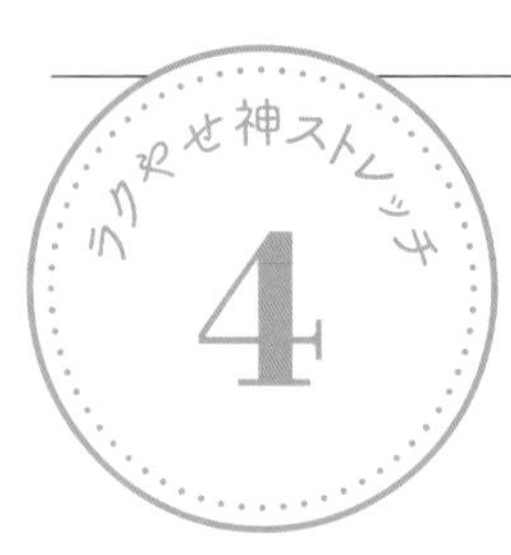

膝関節

膝関節がスムーズに機能しないと、歩く、立つ、座るといった日常動作に支障が。膝痛、O脚、X脚などの原因にもなるため、ストレッチで負担を軽減することが大切。

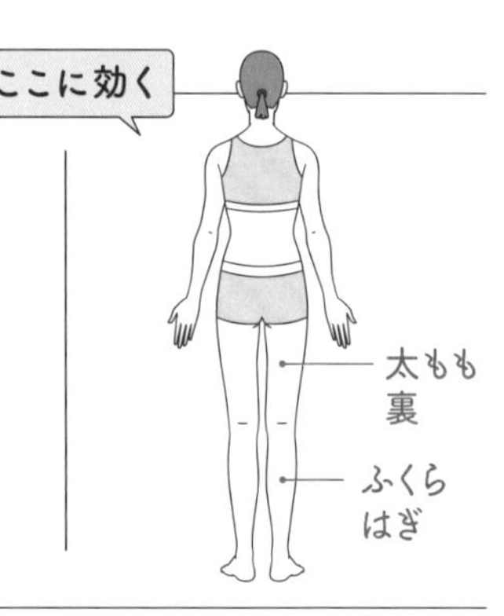

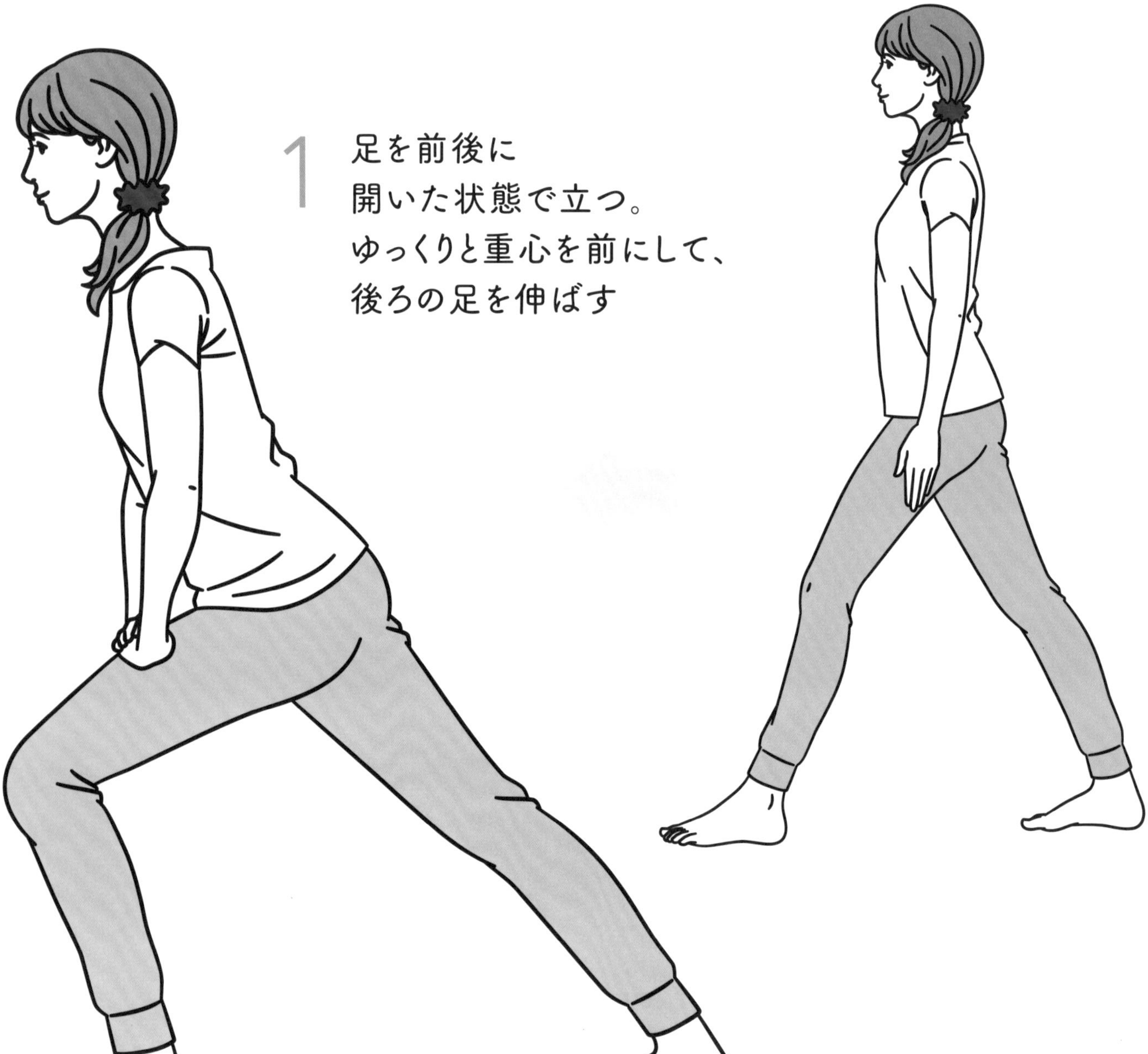

1 足を前後に開いた状態で立つ。ゆっくりと重心を前にして、後ろの足を伸ばす

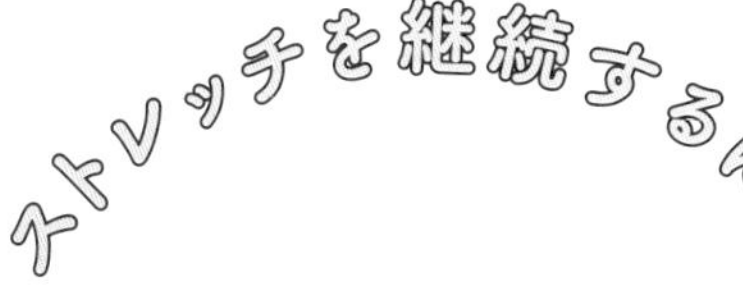

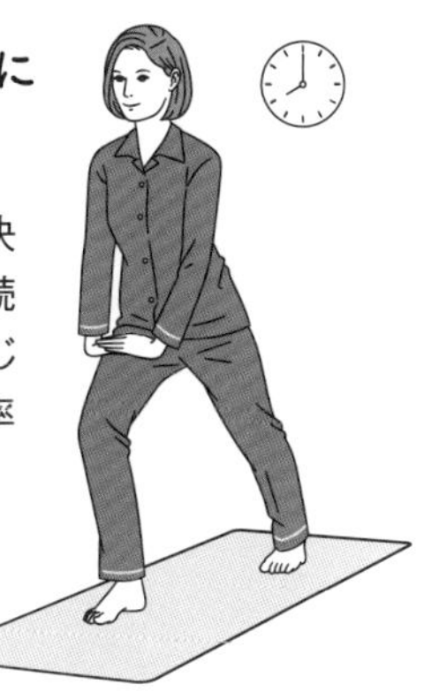

1つ1つの行動に紐づける

決まった時間に、決まった場所で、やり続けることで身体になじませ、ストレッチを効率よく習慣化すること。

「見るとやりたくなる」理論を利用する

部屋の決まった場所にヨガマットなどを置いておく。必ず同じ場所で行うようにすると、ヨガマットを見ただけで、「やろう!」というスイッチが入るように。

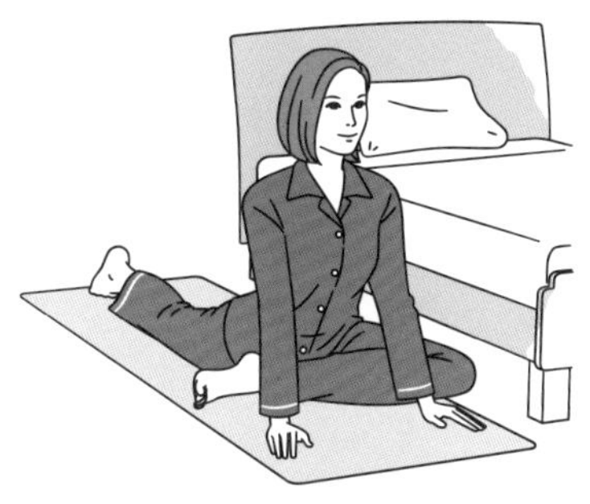

カレンダーを上手に活用する

やった日は「○」、やらなかった日は「×」をつける。やりたくない日は無理してやらなくてもOKで、ポイントは可否を自分の意思で決めること。

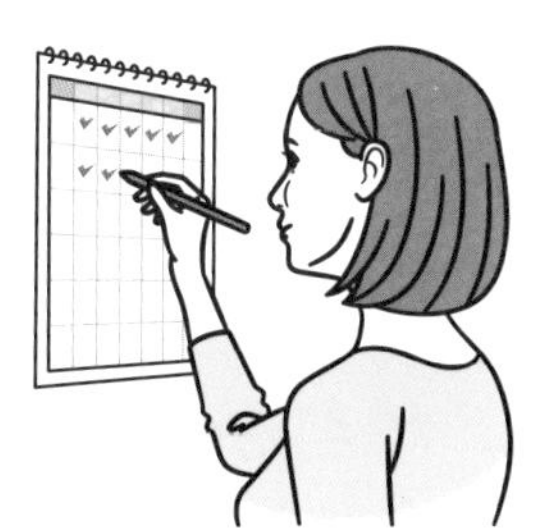

2 そのまま重心を後ろの足に移動して、前の足のつま先を天井に向ける

3 お尻を突き出すようにして胸を張り、前の足の裏側を伸ばす。それぞれ30秒ずつ行う

特別収録1

食べ方　過ごし方　考え方　運動の取り入れ方

あさイチがおすすめ！

太りにくい暮らしのコツ

運動しても、食事制限しても、イマイチ変化を感じられない……。
ダイエットをしている過程で、
そういったことを感じる人も多いのでは？
そんな人にためしてほしい、太りにくい暮らしのコツをご紹介。

ビュッフェでは、大きなお皿にたくさん盛る
夕食が夜遅い時間になりがち
ご飯、パン、麺類から食べる
冷蔵庫にはつねにビールが冷えている
野菜をあまり食べない
運動するのが苦手
夜型の生活が長い

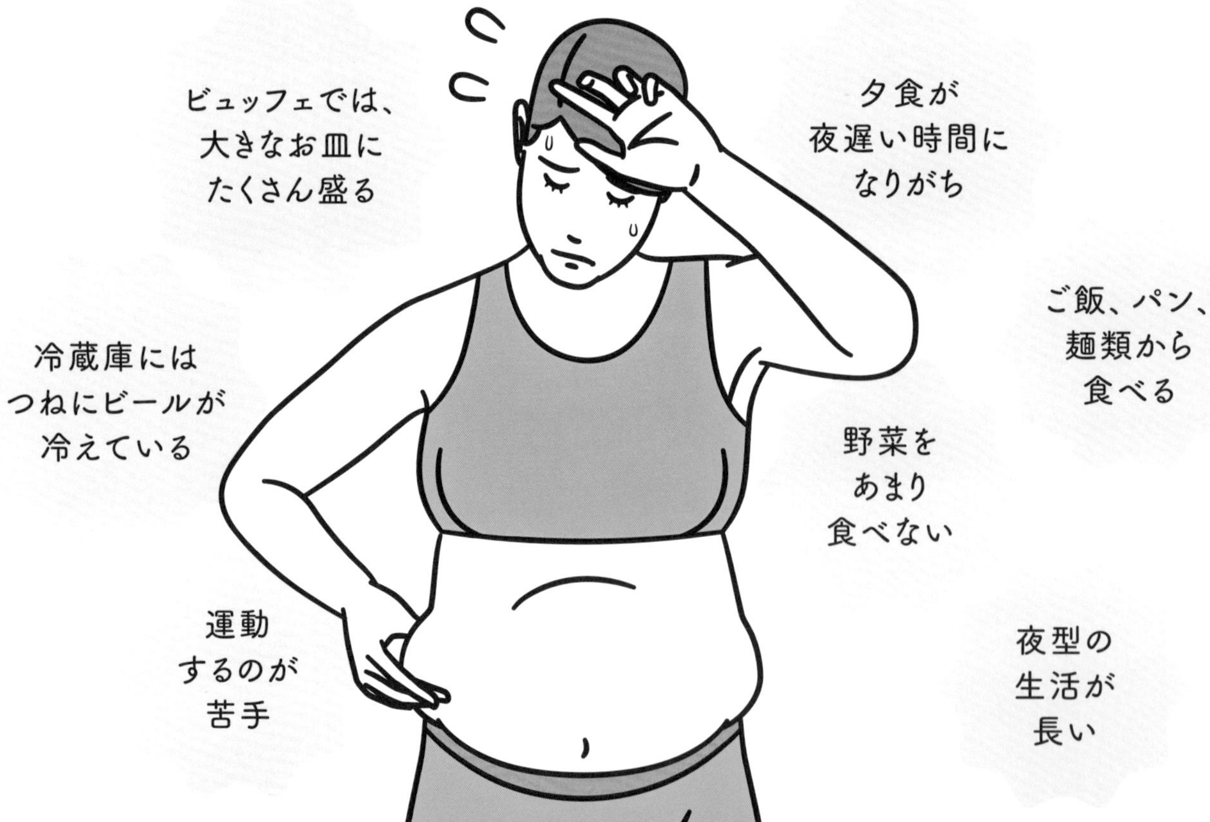

太りにくい 食べ方って？

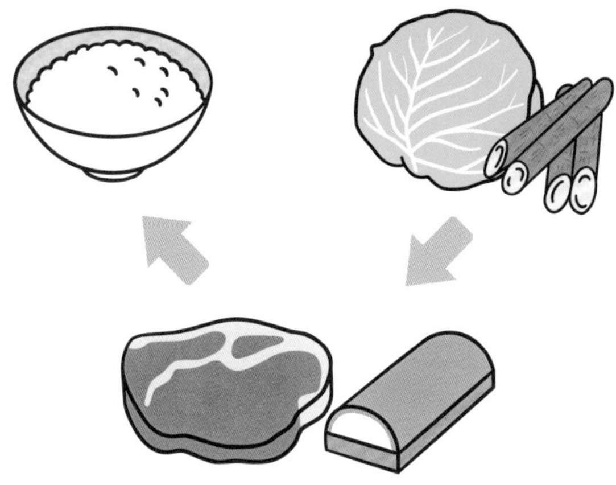

糖質や炭水化物をとるとき、太りにくい食べる順番があります！

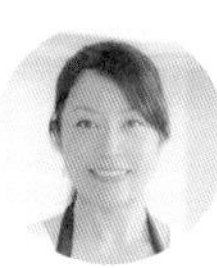

管理栄養士
岸村康代さん

太りにくい 過ごし方って？

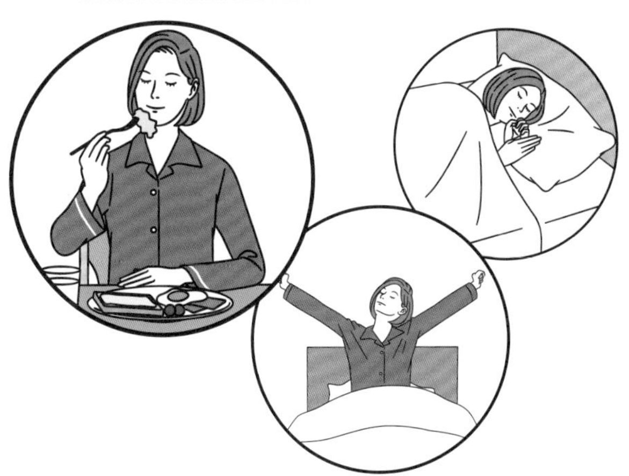

体内時計をリセットするためには、朝食でしっかり糖質をとりましょう！

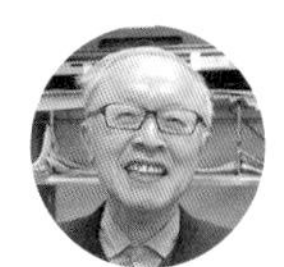

早稲田大学名誉教授
柴田重信さん

太りにくい 考え方って？

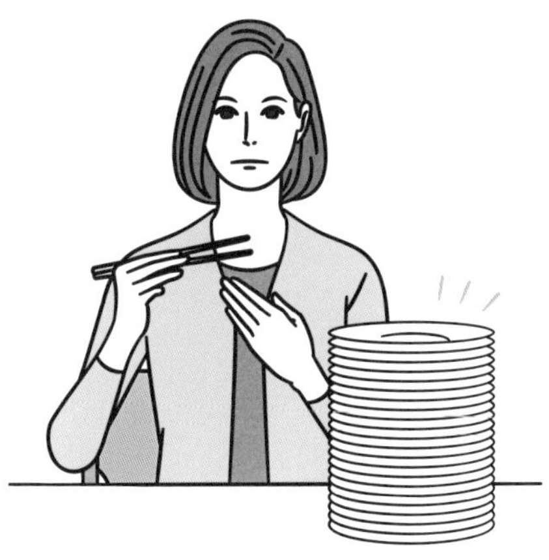

目の錯覚を上手に活用すれば、食べ過ぎ防止につながります！

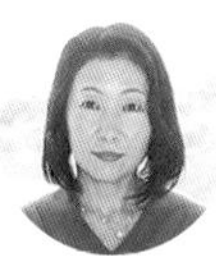

立命館大学助教
山中祥子さん

太りにくい 運動の取り入れ方って？

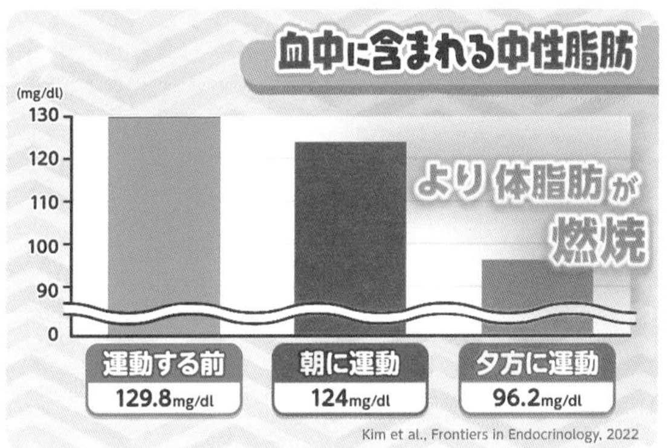

効果を得やすい時間に運動を取り入れれば、脂肪を燃焼できます！

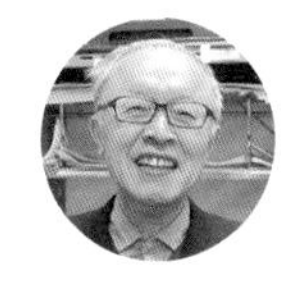

早稲田大学名誉教授
柴田重信さん

あさイチがおすすめ！

食べ始め5分は糖をとらない!?

太りにくい食べ方

「食べたら太っちゃう」という思いから、過剰な食事制限をする人もいますが
じつは、やり方を間違えると、逆に体重が増えたり、リバウンドしたりしてしまうことも。
「太りにくい食べ方ってあるの？」、そんな疑問にお答えします。

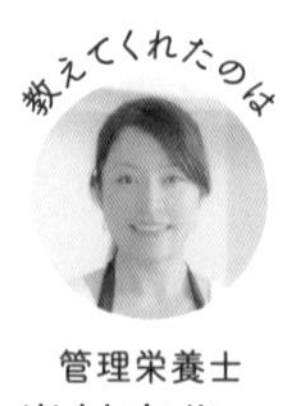

教えてくれたのは
管理栄養士
岸村康代さん

食べる順番に気をつければ太りにくい身体に

食事の量や回数を減らしたにもかかわらず、「思うように体重が減らない」「逆に体重が増えてしまった」という人は、食べ方が間違っているのかもしれません。ポイントは、食べる順番と血糖値の関係です。

通常、血糖値は食後に時間をかけて上昇し、2時間程度で正常値まで戻ります。ただし、食事までの空腹時間が長かったり、一度に大量に食べたりすると、短時間で血糖値が急上昇。すると、すい臓から「インスリン」というホルモンを過剰に分泌されます。このインスリンが、エネルギーとして使用されなかった余分な糖を脂肪細胞にため込む性質を持っているため、このような食生活を続けていると、いくら食事制限していても、やせにくい状態に。

さらに極端な食事制限は、リバウンドの原因にも。体重だけでなく、筋肉も一緒に落ちているため、基礎代謝が低下してしまうのです。

管理栄養士の岸村康代さんは、「重要なのは食べる順番です」と話します。「食物繊維が豊富なものから食べることで、食べ過ぎを防止。次にたんぱく質をとると、『GLP-1』というホルモンが分泌されて、消化吸収がゆっくりになり、血糖値の上昇もゆるやかに。さらに、血糖値の急上昇を抑えるには、食べ始め5分、できれば10分程度は糖質をとらないこともポイントです」

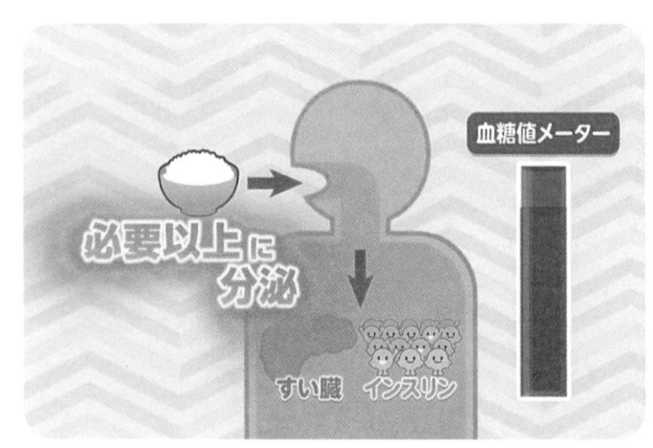

空腹時に糖質をとると血糖値が急上昇！

血糖値が急上昇すると、すい臓から必要以上にインスリンが分泌。インスリンは、糖を脂肪細胞に取り込むことをうながしてしまうため、太りやすい状態に。

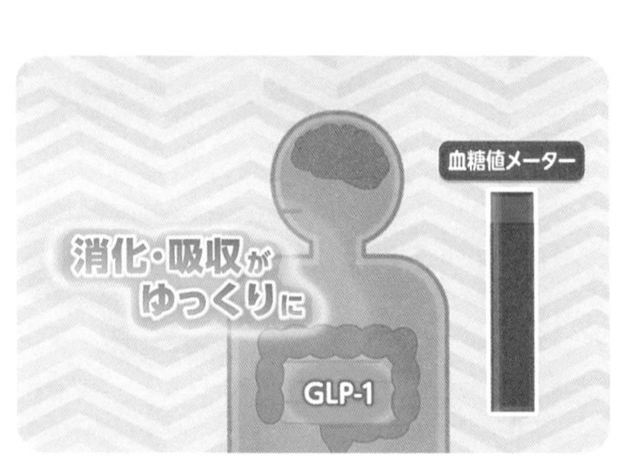

たんぱく質を先にとると血糖値の上昇が緩やかに

たんぱく質を先に食べると、「GLP–1」というホルモンが分泌。消化吸収がゆっくりになり、血糖値の上昇も緩やかに。満腹中枢を刺激し、食べ過ぎ防止にも。

太りにくい食べ順

1 食物繊維が豊富なもの

根菜類やきのこ、キャベツ、こんにゃくなど、食物繊維が豊富に含まれるものは、よく噛んで食べる必要があるため、満足感が得やすく、食事の最初にたっぷりと食べることで食べ過ぎを予防することができる。

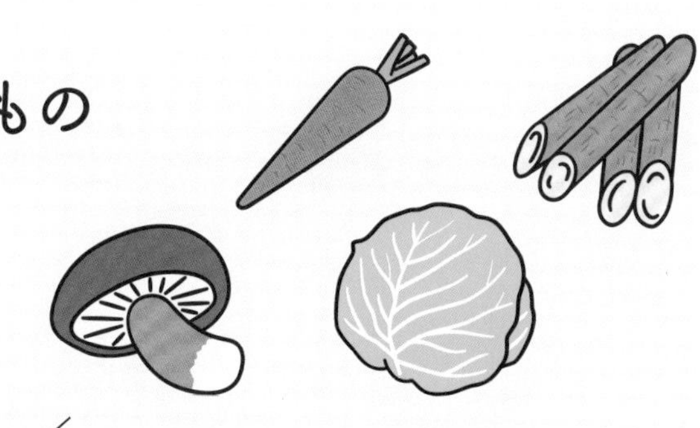

2 たんぱく質が豊富なもの

肉や魚介類など、たんぱく質を多く含む食材は、血糖値の上がり方が緩やか。ただし、ダイエットのためにたんぱく質の摂取量を制限し過ぎると、筋肉が落ちて代謝が下がってしまい、逆にやせにくくなるため、注意が必要。

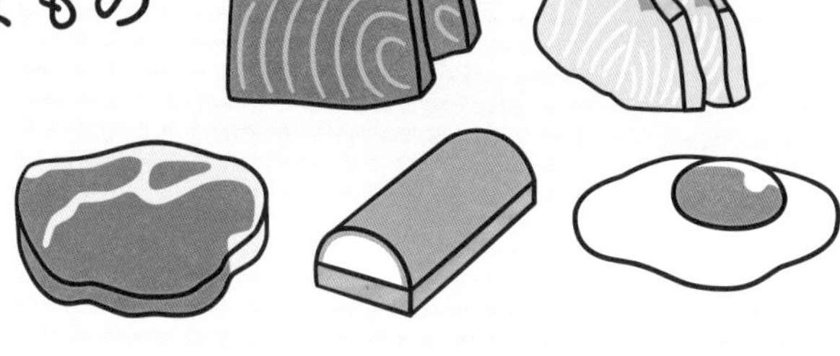

5分以上経ったら……

3 糖質が豊富なもの

ご飯やパン、麺類、いもなど、糖質が多く含まれる炭水化物食品は、食事の最後に。食物繊維やたんぱく質を含むものを先に食べていることで、空腹状態ではないため、糖質のとり過ぎを防ぐことができる。食物繊維がとれないときは、たんぱく質を最初でもOK。

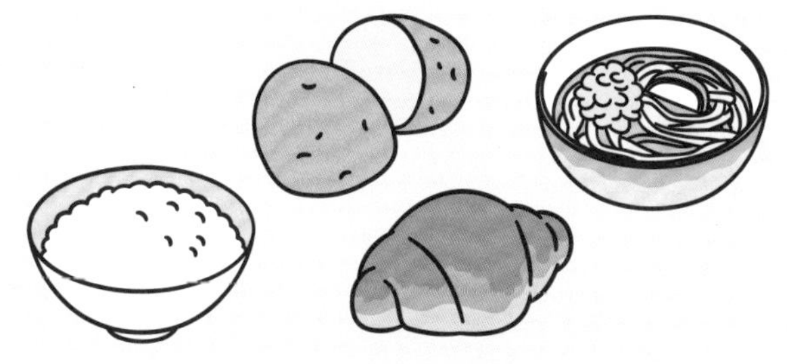

じつは気をつけたい、糖質を多く含むもの

味の濃い調味料

砂糖、みりん、焼肉のタレ、ケチャップ

味が濃いめの料理は、糖質を多く含む調味料がたくさん使われていることがあるので、あとに食べるといい。

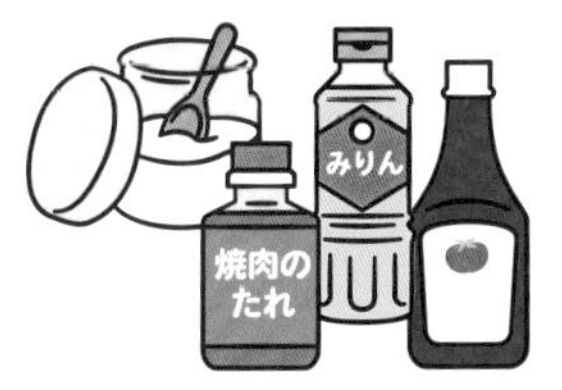

お酒

ビール、日本酒

ビールや日本酒にも糖質が多く含まれているため、本格的に飲み始めるのは食事がスタートして5分後からがおすすめ。

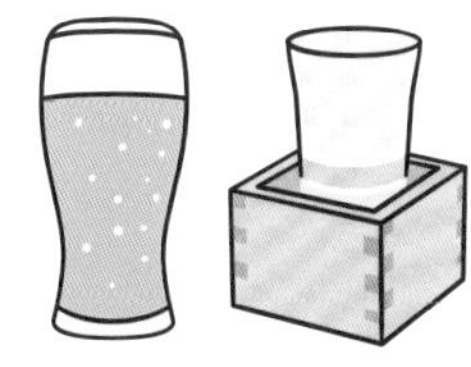

 監修◎京都大学医学部附属病院教授　矢部大介さん

あさイチがおすすめ！

体内時計を活用すれば、夜更かしも怖くない！

太りにくい過ごし方

仕事や家事に追われたり、イベントがあったりすると、よくないとわかっていても、「仕方ない」「たまには……」と夜更かしをしてしまうもの。大切なのは、乱れたときのリカバリー。体内時計のリセット法を紹介します。

夜更かしをしても体内時計を整えれば太りにくい身体に

「夜更かしが習慣化していると、さまざまな問題が起こります」と話すのは、早稲田大学名誉教授の柴田重信さん（柴田さん、以下同）。

夜更かしをしているということは、そのぶん、食事の時間も遅くなっているということ。このルーティンを続けていると、太りやすくなるといいます。

「理由は2つ。1つは、遅い時間に食べると脂肪に変わりやすいこと。人の身体は、昼間のほうが食べたものをエネルギーにして消費しやすく、夜などの休息時間には食べたものを脂肪にしてため込むようにできているのではないかと考えられているのです。もう1つは、夜は食欲がおさまりにくいこと。日中はお腹がいっぱいになると、食欲にブレーキをかける『レプチン』というホルモンが分泌されます。ところが夜遅い時間だと、このレプチンが少ししか分泌されないため、満腹感を感じにくい状態になっているのです」

夜更かしは1、2日程度であれば問題ないのですが、それ以上続くと体内時計が夜型に。大切なのは、ズレた体内時計をリセットすること。

「夜更かしした日でも、できるだけ起きる時間はいつも通りにすること。起床後、最初の食事で糖質（ブドウ糖）をとるとインスリンが分泌されて、しっかり身体が目覚めます。これによってズレた体内時計が整うのです」

遅い時間の食事は満腹感を感じにくい

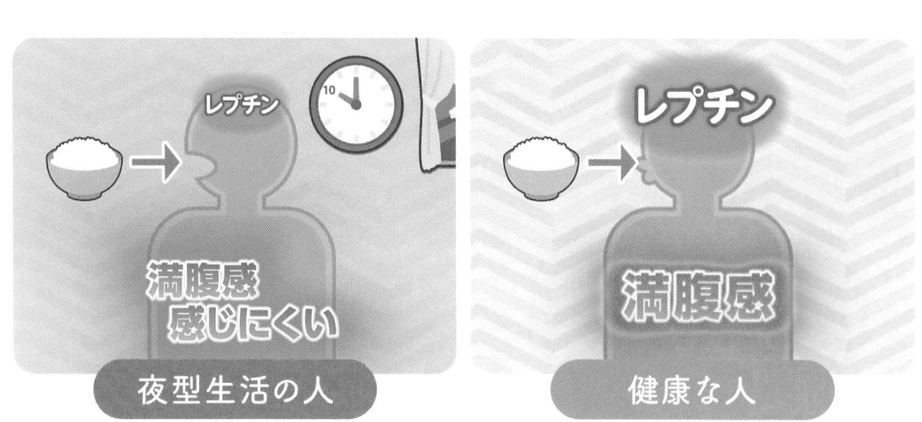

仕事や家事で夕飯の時間が遅いと、食欲を抑制する「レプチン」というホルモンの分泌量が減少。満腹感を感じにくくなってしまう。

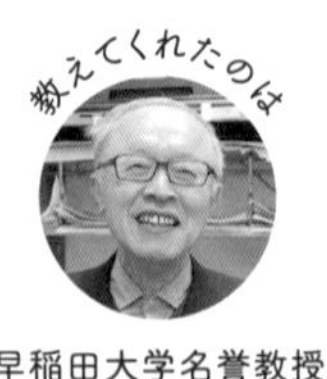

教えてくれたのは
早稲田大学名誉教授
柴田重信さん

太りにくい夜更かし日のタイムスケジュール

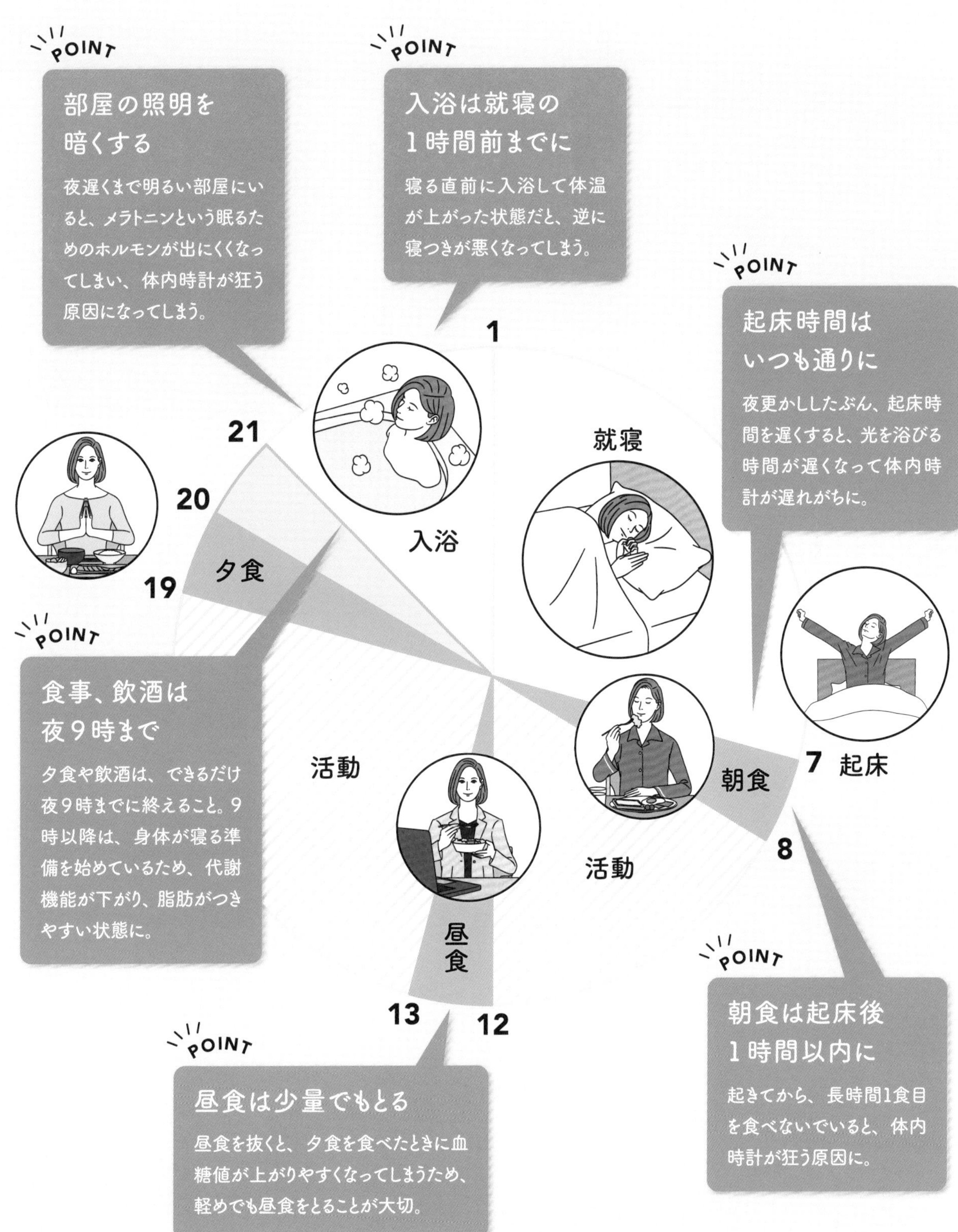

あさイチがおすすめ！

太りにくい考え方

〝目の錯覚〟を活用して、食べ過ぎ&飲む過ぎを予防する

人間は五感でさまざまな情報を得ていますが、なかでも視覚の役割は大きく、食後においしそうなデザートを見ると、つい食べてしまうなんてことも。そんな視覚を活用した、暴飲暴食を防ぐ考え方についてお伝えします。

ついやってしまう 食べ過ぎ、飲み過ぎを 目の錯覚で防ぐ！

お腹はいっぱいなのに、おいしそうなものを見ると、つい食べたくなってしまう。誰にもそんな経験があるのでは？ 人は視覚から受け取る情報に影響されやすいのですが、こういった心理的要因を利用して、食べ過ぎや飲み過ぎを予防する方法があります。

立命館大学助教の山中祥子さんは、「目の錯覚を利用します」と話します。「人はたくさん食べるとお腹いっぱいになりますが、物理的な量だけでなく、『たくさん食べた』という思い込みでも満足感を生み出すことができるのです。例えば、大、中、小のサイズ違いの取り皿を使って食事をしたとき、大きい皿を使った人のほうが無意識に多く盛り付けてしまう傾向があります。スペースがあると、埋めたくなりますよね。逆に同量のおかずを盛りつけても中サイズであれば、スペースがなく、お皿にいっぱい盛り付けているように見えるため、脳は『たくさん食べた』と錯覚するのです」

この〝錯覚〟によって、満足感が得られるといいます。

「ただしあまりに小さい取り皿を使うと、おかわりの回数が増えて逆効果に。大き過ぎず、小さ過ぎないサイズ感がポイントです」

こうした視覚効果を利用した、太りにくいテクニックについて、次ページで紹介します。

目の錯覚を利用すれば、食べ過ぎを予防できる！

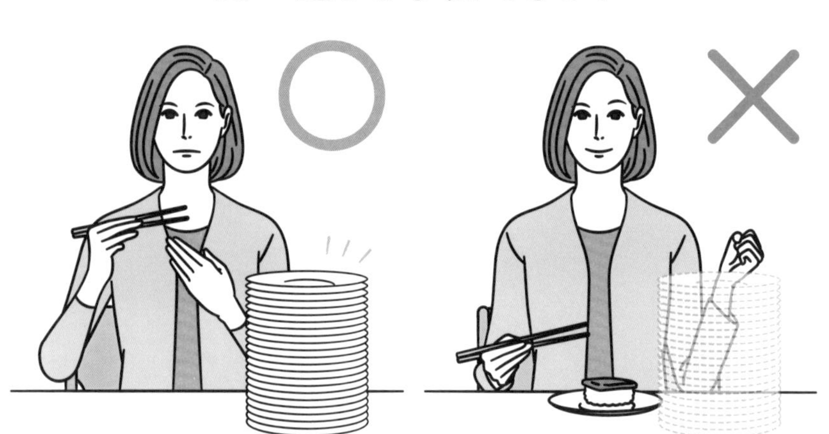

「取っては食べ…」をくり返すと、実際に自分が食べた量を把握しにくく、食べ過ぎの原因に。あらかじめ食べるぶんをお皿に盛っておく、食べたお皿を重ねて置くなどして、食べ過ぎを予防する。

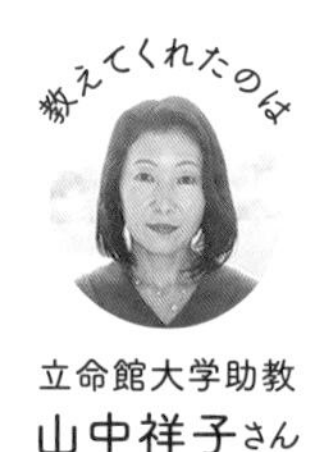

立命館大学助教
山中祥子さん

太りにくい心理テクニック

1 取り皿のサイズを小さめにする

小
中
大
同じ種類・同じ量

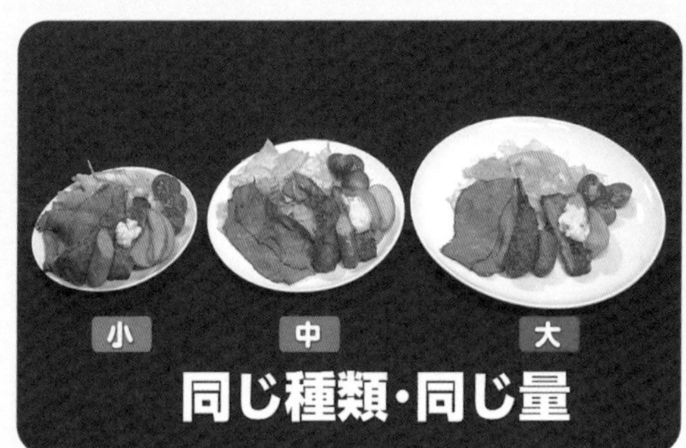

サイズの異なる皿に、同じ種類のおかずを盛り付けたところ、大きい皿のほうが量が少なく見える。満腹感を感じやすくするには、取り皿は少し小さめを意識するのがおすすめ。ただし、小さ過ぎるとおかわりの回数が増えてしまうため、注意が必要。

2 サラダは1人分ずつ取り分ける

よけいに食べるのを防ぐことができます

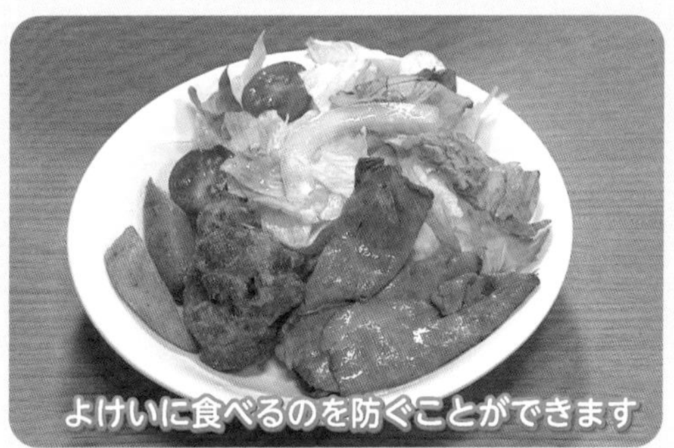

大皿の場合、自分がどのくらい食べればよいか、またどのくらい食べたかがわかりにくい。人は「取り分けられた量＝自分が食べる量」と捉えることが多いので、もし野菜をしっかり食べてもらいたい場合は一人分ずつ取り分ける方が効果的。

3 お酒を飲むときは、背の高いグラスに

幅の広いものは 少なく見えて
無意識にたくさん注いでしまう

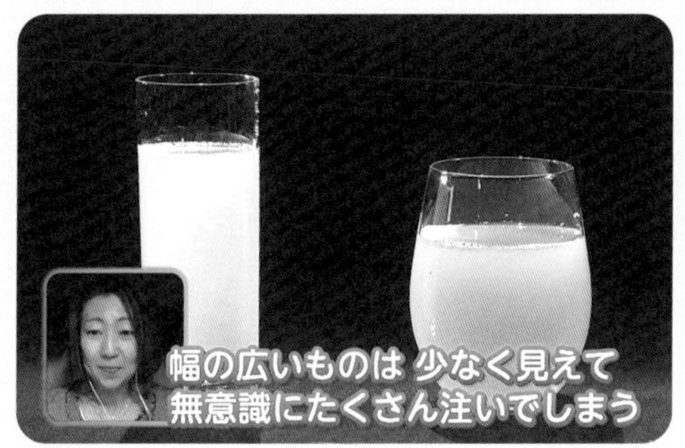

幅広の背が低いグラスだと、高さがないぶん、量が少なく見えることから、無意識に多く注ぎがち。背の高いグラスを使うことで、飲み過ぎを予防。缶ビールを飲むときは空き缶を見える位置に置き、飲んだ量を把握することも、飲み過ぎを防ぐポイントに。

4 食べ過ぎ予防にはひと手間かかる料理を

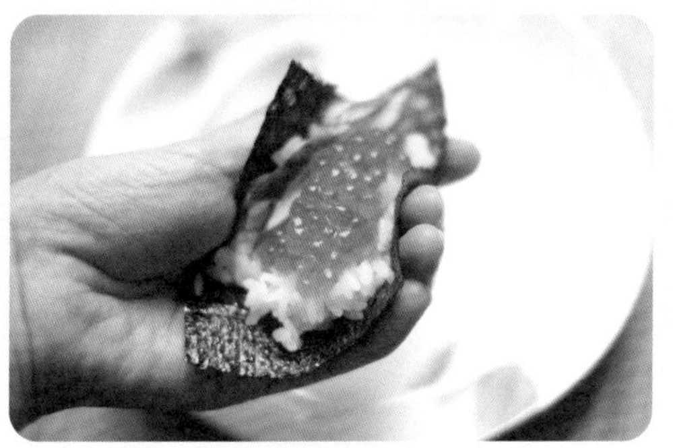

食べるのにひと手間がかかる料理は、一度にたくさんは食べにくいため、食べ過ぎ予防に効果的。例えば、手巻き寿司の場合、食材を選び、のりで巻くという“手間”がともなう。そのため、にぎり寿司と比べて、自然と食べるペースがゆっくりに。

あさイチがおすすめ！

より効果的な時間に取り入れて、脂肪燃焼！

太りにくい運動の取り入れ方

運動を始めるとき、「やるなら効果を実感したい！」と思う人がほとんどでしょう。じつは、同じジョギングやウォーキングでもより脂肪燃焼効果が高いとされる時間帯があるのです。

より効果的な時間に運動して、効率よくダイエット！

「運動するときって、どの時間にやればいいの？」「朝と夜とで効果が違うの？」など、運動を取り入れる時間のお悩みについて、早稲田大学教授の柴田重信さん（柴田さん、以下同）にお話をうかがいました。

「効率的に脂肪が燃える時間帯は夕方です。夕方のほうが体温が高く、体内で代謝や化学反応が起こりやすい。朝と夕方とで、運動後の血液を調べたところ、夕方に運動したときのほうが、より体脂肪が燃焼されていることがわかっています（下のグラフ参照）」

初心者の人や運動が苦手な人は、夕方4～6時あたりにジョギングや早足で歩くことがおすすめ。

「ちょっと汗をかく程度の有酸素運動が適しています。とはいえ生活環境によって、運動ができる時間も異なると思います。もし朝にやる場合は、激しい運動は避け、こまめに水分補給を行ってください。夜遅い時間にやる場合は、寝る2時間前までに行うのがいいでしょう」

夕方に運動して、効果的に脂肪を燃焼

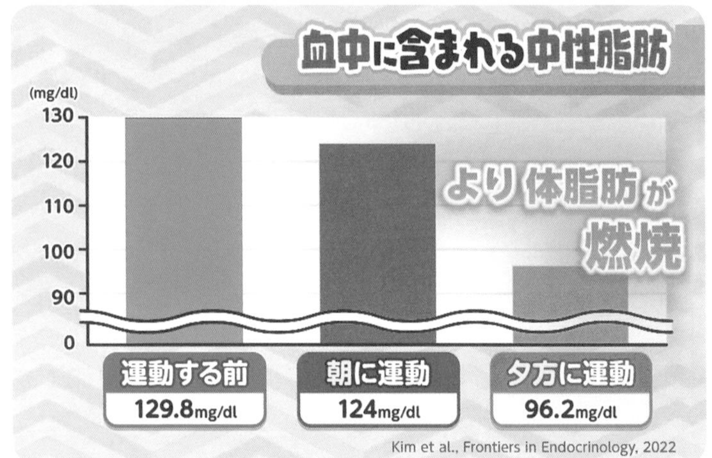

朝に運動したときと、夕方に運動したときで血中に含まれる中性脂肪の値を比較したところ、夕方に運動したときのほうが、より体脂肪が燃焼されていた。

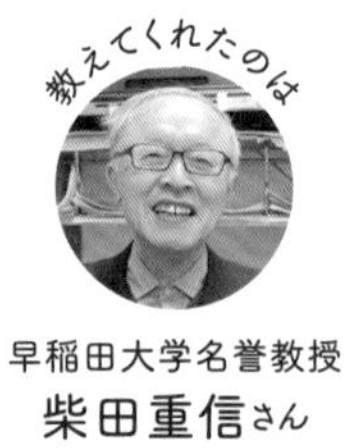

早稲田大学名誉教授
柴田重信さん

特別収録2

体内時計をリセットして、
疲労回復にも！

朝たんぱく質しっかり生活

体重を落としたいからといって、過度な食事制限をする人がいますが、
じつは、“食べない”ことは、逆効果の場合もあります。
リバウンドせず、健康的にやせるためには、まずはしっかり食べること。
太りにくい身体作りのための
“たんぱく質のとり方”について紹介します。

たんぱく質は
朝にしっかり
とるのがカギ！

魚肉
たんぱく質食品で
手軽に
効果的にとる！

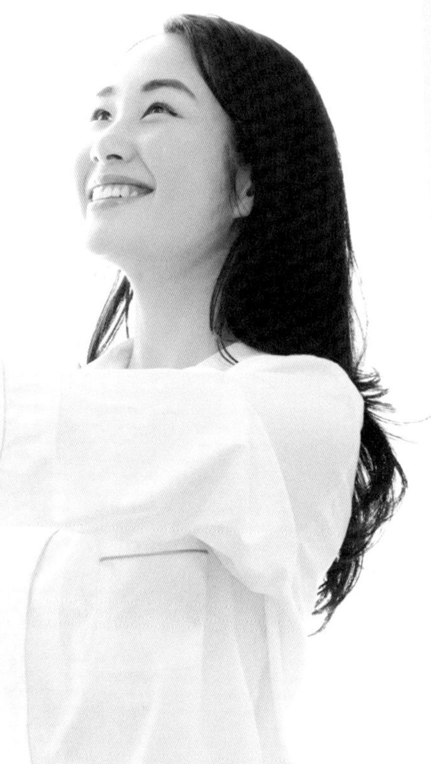

写真提供◎ピクスタ

たんぱく質ライフのススメ

たんぱく質を積極的にとることって重要なの？

みなさん、たんぱく質をしっかりとれていますか？ 最近、コンビニなどでもサラダチキンやヨーグルトなど、たんぱく質をうたう商品が増えていますが、積極的にとっていない人も多いのでは？ 番組が街行く人にたんぱく質について聞いたところ、「足りていないと思う。とっている量も少ないし」「どうやって増やしていいのか、いまいちわからない」といった声が。いっぽう「重要なんだとは思うけど、たんぱく質を過剰にとってもいいのか、不安」「最近、『意識してとってください』という話をよく聞くけど、献立的に難しいのが現実」といった声も。そんな人たちにお伝えしたいのが、たんぱく質をしっかりとれば、体内時計が整うだけでなく、朝から気持ちよく目が覚めて、活動的な1日を過ごせるようになるということ。

たんぱく質は、筋肉はもちろんのこと、骨、内臓、髪の毛やつめなど、身体のさまざまな部分を作るもとになっている、人間にとって欠かせない栄養素です。また、それだけではなく、

たんぱく質の働き

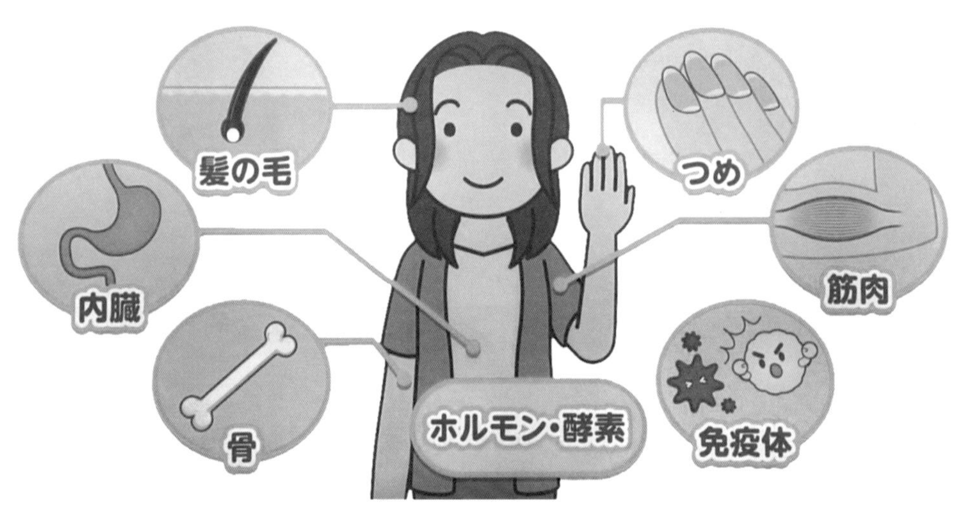

たんぱく質は、筋肉はもちろんのこと、骨、内臓、髪の毛やつめなど、身体のさまざまな部分を作るもとになっている。

たんぱく質が必要なのは、筋肉だけじゃない！

ホルモンや酵素を作る働きもあり、身体の調子を整えたり、免疫細胞を作ってウイルスなどから身体を守ってくれたりするなど、人間が生きていくうえでなくてはならないものなのです。

日本人のたんぱく質摂取量が戦後まもなくと同レベルに減少

下のグラフは、日本人の1日あたりのたんぱく質の平均摂取量の推移を示しています。近年、摂取量は増えている傾向にありますが、2010年ごろは極めて低い摂取量に。これは、1950年代の戦後まもなくと同じレベルにまで減ってしまっているのです。原因として考えられるのが、「ダイエットのための食事制限で、カロリーが高いとされる肉を避けている」「朝食などの食事量が減っている」など。

　では、たんぱく質の摂取量が少ないとどうなるのか。番組が行ったアンケートでは、「身体を鍛える人がとるものでは？」「不足していても体調不良にはならないのでは？」といった意見も。果たして、そうなのでしょうか。

1日あたりのたんぱく質摂取量の推移

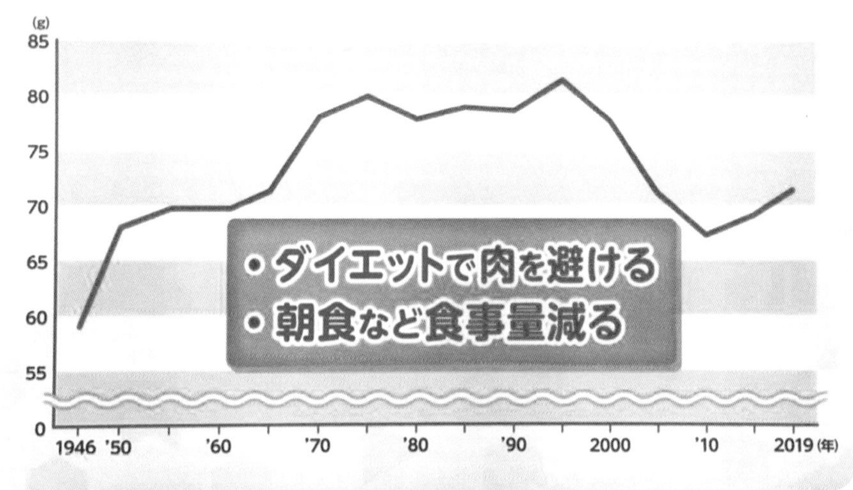

出典◎1946年〜90年「国民栄養の現状」国立健康・栄養研究所
95年〜2019年「国民健康・栄養調査」厚生労働省より

睡眠の質もアップ！

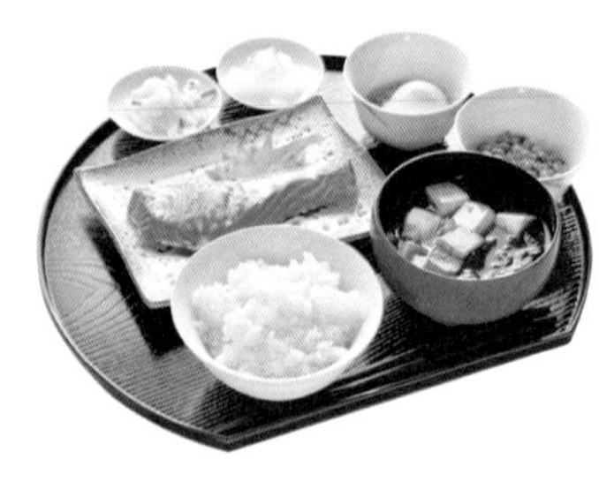

たんぱく質の摂取が不足しがちな朝食でとるのがおすすめ！

番組に登場したAさんは、最近ある悩みがあると話します。「加齢のせいか、寝起きが悪くなっていて、つらいです。布団から出たくないんです」。朝食についてうかがってみると、「朝、食べると昼間に眠くなってしまいそうで」と、ふだんから朝食をとっていないと言います。「その分、夕食は、2食分ぐらい食べています。すべての仕事が終わってから、ごほうびとして食事をするという感じです」とのこと。たんぱく質についても、ほとんど意識したことはないそう。

では、たんぱく質をどのようにしてとると目覚めがよくなるのか、栄養と時間の関係に詳しい管理栄養士の古谷彰子さん（以下、古谷さん）にうかがいました。古谷さんによると、「朝こそ、たんぱく質をしっかりとる」ことが大切なのだとか。カギとなるのは、身体中の細胞に含まれている「体内時計」。じつは、体内時計はほうっておくと、少しずつリズムが乱れていってしまうのです。朝、起きるのがつらいのも、こういった要因によるもの。

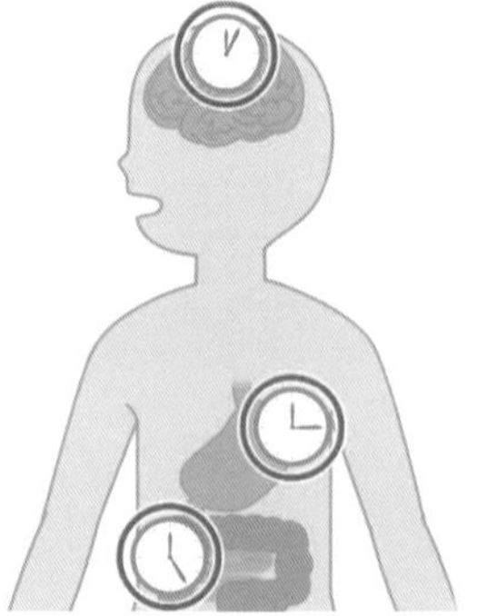

人間の体内時計は、ほうっておくと少しずつリズムが乱れていってしまう。これにより朝起きるのがつらくなってしまう場合が。

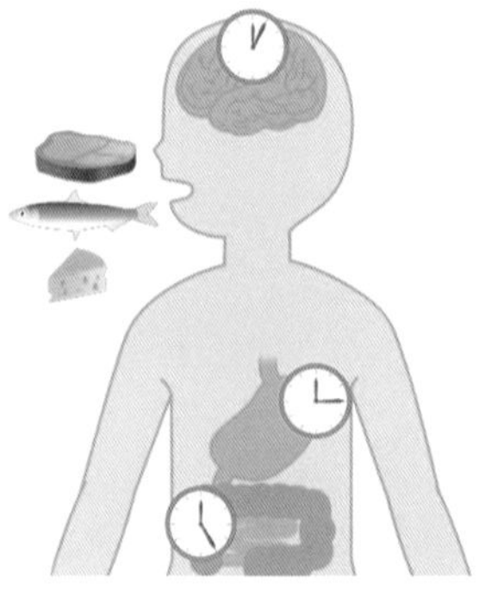

朝、たんぱく質を十分摂取すると、体内時計をリセットしてくれる。

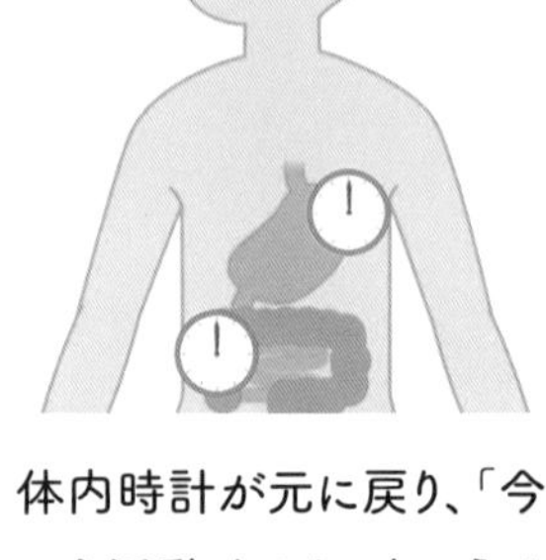

体内時計が元に戻り、「今から活動するよ」というサインにより、1日をシャキッと始められる。

朝、しっかりと たんぱく質をとれば スッキリ目覚めて、

朝にとるたんぱく質には体内時計を整える働きがあり、「今から活動するよ」というサインを身体に送ってくれるため、1日をシャキッと始められる状態に整えてくれるのです。

朝たんぱく質生活は どんな食べ方が いいの？

古谷さんによると、「40代女性の場合、たんぱく質の摂取量は1食あたり20g以上がおよその目安（※）」と考えればよいそう。注意したいのは、1日の目標たんぱく質量を一度の食事でまとめてとろうとしないこと。例えば、夕食にから揚げをたくさん食べると、たんぱく質のほかに、脂質や糖質も多くとってしまいます。これだと肥満の原因にもなるので、こまめに摂取することが大切です。とくに朝は、たんぱく質の摂取が不足しがちなので、ぜひ朝、しっかりとたんぱく質をとることを心がけてみてください。

また、一緒にとるのにおすすめなのが、ご飯やパンなどの糖質。糖質には、たんぱく質と同様、体内時計をリセットして、朝から元気に活動できるようにする効果が期待できます。

朝食にとるたんぱく質量の目安表

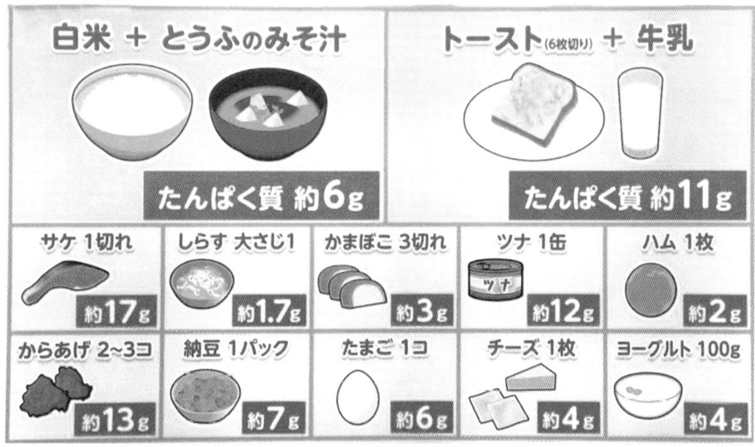

1食あたりの たんぱく質量の目安（g）

自分の体重×0.4g⇒40代女性の場合、およそ20g以上
（1kgあたり0.4gが目安）

※体重や年齢、性別等で、個人差があります。

トレーニングのあとにおすすめ

魚肉たんぱく質で疲労回復！

疲労が残りにくく、身体の回復が早くなると実感も

都内のあるスポーツジムでは、トレーニングのあとに、あるたんぱく質食品を食べることを勧めているそう。それがなんと、ちくわやかまぼこといった魚肉たんぱく質食品。トレーニング後に、ちくわを食べていた人に聞いたところ、「食べたら、すごく元気になる」「身体の回復が早くなって、筋肉痛が早く治る気がする」とのこと。

じつはかまぼこのたんぱく質消化吸収率は、ほかのたんぱく質食品よりも群を抜いて高いのです。魚肉たんぱくに詳しい専門家の矢澤一良さんによると、高たんぱく、消化性の高さが疲労回復につながるそう。「かまぼこは製造工程によって、より分解する、つまり消化しやすい形にされています。高純度のたんぱく質のため、アミノ酸として血中に早く入ってきます。疲労している筋肉は、アミノ酸を早くとり込みたいため、筋肉への移行性が高いのに加えて、筋肉の合成が早まることから、疲労感、疲労そのものの軽減につながると考えられます」。

また、ちくわもかまぼこと同様の効果があるとのことです。

魚肉たんぱく質をとる目安

たんぱく質量の目安ですが、ちくわの場合、1袋4～5本入りの短いタイプのもので、1本あたり、2.5～3.5gのたんぱく質が含まれる。そのため、ちくわだけで1食分のたんぱく質を補うというよりは、間食として、補助的に食べるのがおすすめ。かまぼこ、ちくわといった魚肉たんぱく質食品以外にも、動物性のたんぱく質は、DIAAS（たんぱく質の消化吸収効率などを評価する指標）が全般に高い傾向に。具体的には、ハム、牛乳、卵など、これらは朝食で積極的に補うのがおすすめ。

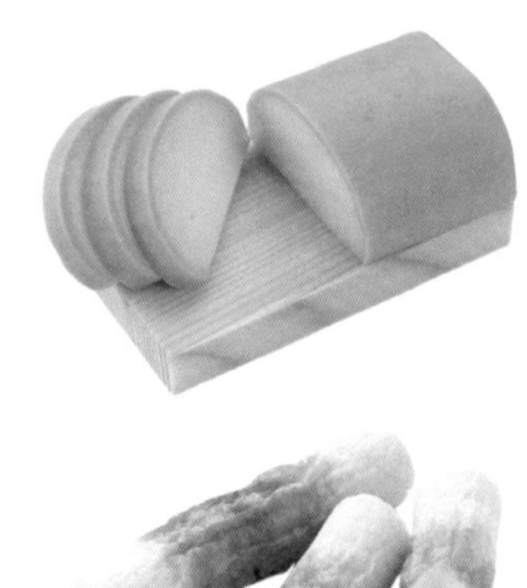

教えてくれたのは

立命館大学スポーツ健康科学部教授
藤田 聡さん

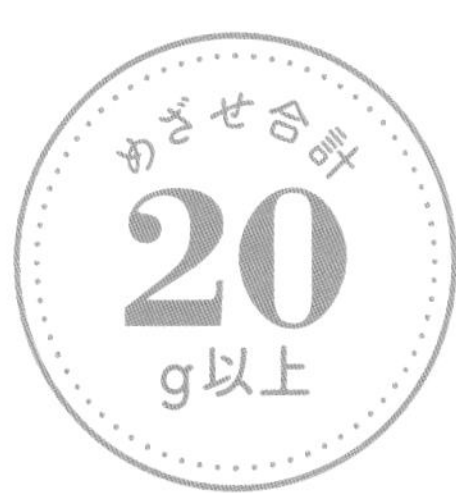

特別収録

朝たんぱく質カードで 朝のたんぱく質量を簡単チェック

冷え症改善、目覚めスッキリ、疲れがとれる「朝たんぱく質しっかり生活」のススメ。
朝ごはんに食べる食品以外にも、日頃食べる機会が多い食品のたんぱく質を、わかりやすくカードにしました。
楽しみながら、しっかりたんぱく質補給にチャレンジしてみてください。

朝たんぱく質カードの使い方

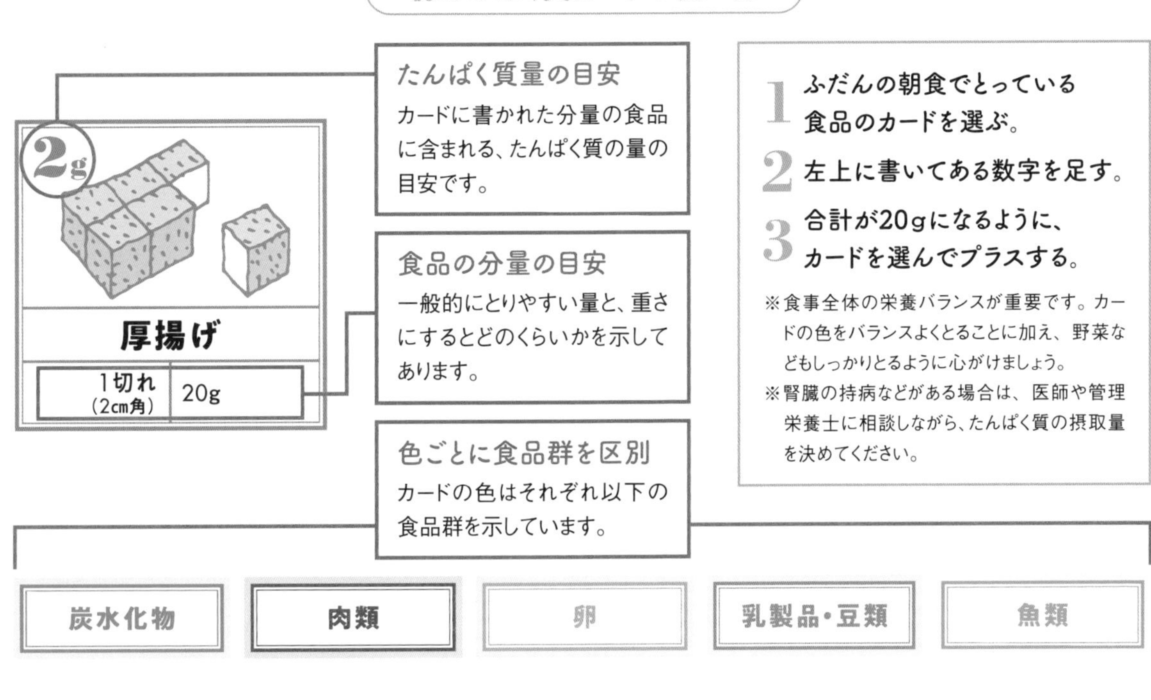

たんぱく質量の目安
カードに書かれた分量の食品に含まれる、たんぱく質の量の目安です。

食品の分量の目安
一般的にとりやすい量と、重さにするとどのくらいかを示してあります。

色ごとに食品群を区別
カードの色はそれぞれ以下の食品群を示しています。

1 ふだんの朝食でとっている食品のカードを選ぶ。
2 左上に書いてある数字を足す。
3 合計が20gになるように、カードを選んでプラスする。

※食事全体の栄養バランスが重要です。カードの色をバランスよくとることに加え、野菜などもしっかりとるように心がけましょう。
※腎臓の持病などがある場合は、医師や管理栄養士に相談しながら、たんぱく質の摂取量を決めてください。

組み合わせ例

ふだん朝食をとらない人でも、まずは10gから

朝のたんぱく質は20gとるのが理想的ですが、ふだん朝食を食べない人でも、まずは10gとるだけでも筋肉増加にいい影響があると考えられます。また、日本人の一般的な朝食に含まれるたんぱく質は約10gといわれます。そのため、ふだんから朝食を食べている人は、そこに10gのたんぱく質を足すことを意識してみてください。

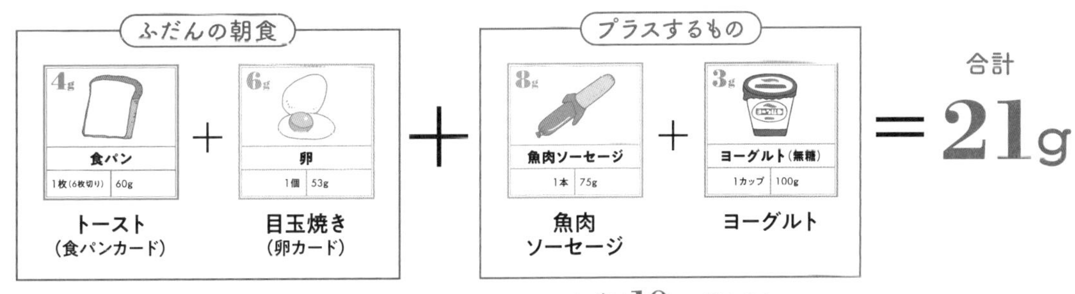

ふだんの朝食：トースト（食パンカード）＋目玉焼き（卵カード）
＋
プラスするもの：魚肉ソーセージ＋ヨーグルト
＝合計21g

まずは10gだけでも

※P85〜93の記事は、番組の放送内容に、当社刊行物『NHKガッテン!』に掲載した記事と編集部独自の取材を加えて構成した、編集部責任編集の記事となります。

コピーして、破線で切り取ってお使いください。

冷え症改善！
目覚めスッキリ！
疲れがとれる！
全86枚

めざせ！ たんぱく質20g以上！

特製 朝たんぱく質カード

オリジナル
「朝たんぱく質カード」が作れるフォーマット付き
※93ページをご覧ください。

番組で紹介した「朝食にとるたんぱく質量の目安表」を、
さらに充実させてカード化しました。朝だけでなく、毎日の効果的なたんぱく質補給に、ぜひお役立てください。

※カードの使い方は、85ページをご覧ください。<86～93ページをコピーして、カードごとに破線で切り取ってお使いください>
※たんぱく質量は、あくまで目安の量となります。

監修◎愛国学園短期大学 准教授・管理栄養士　古谷彰子さん　イラスト◎小島サエキチ

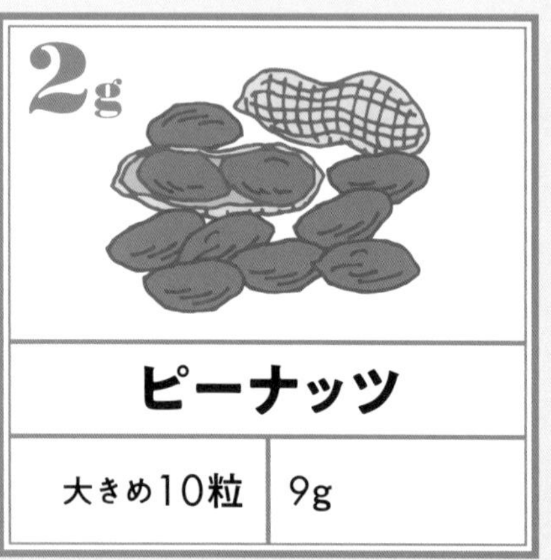

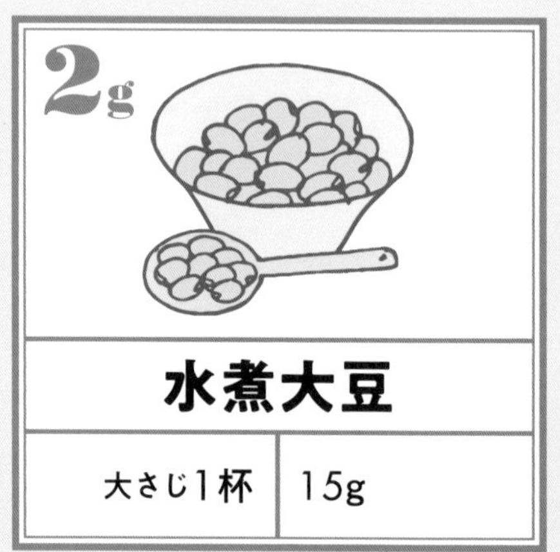

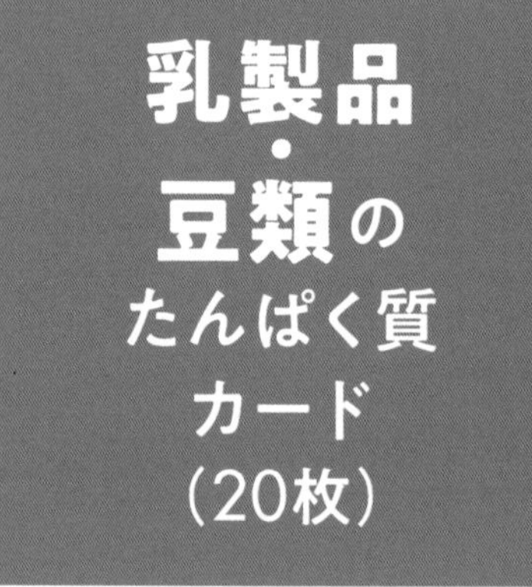

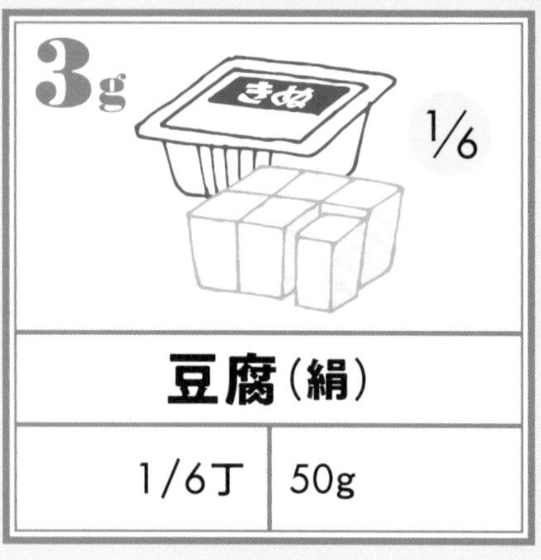

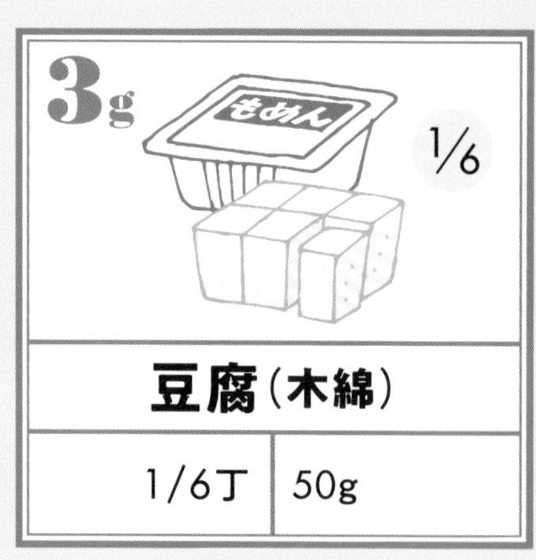

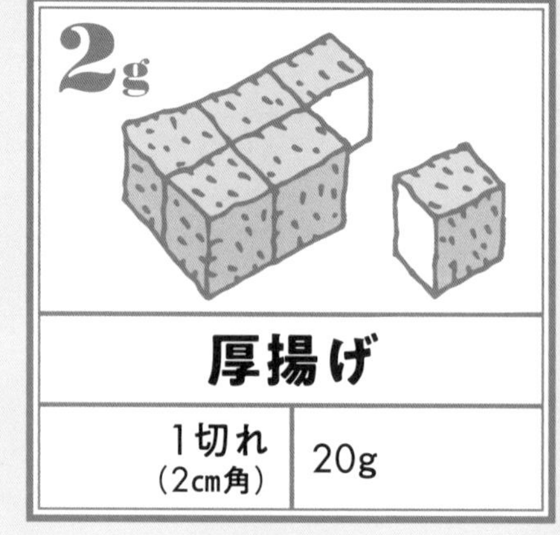

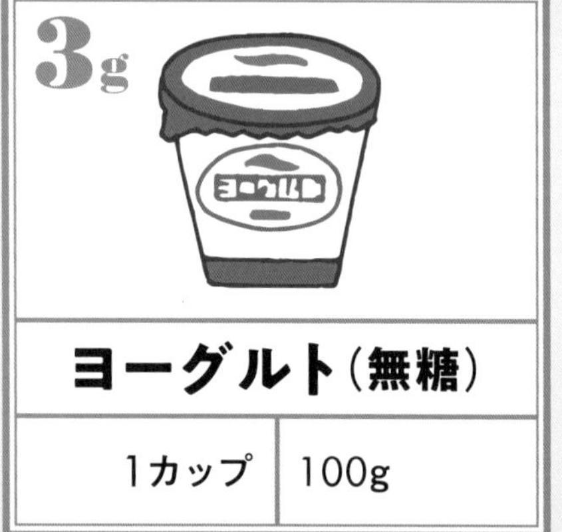

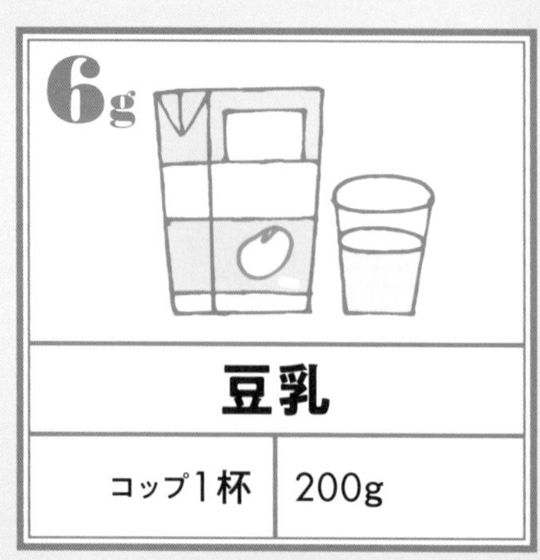

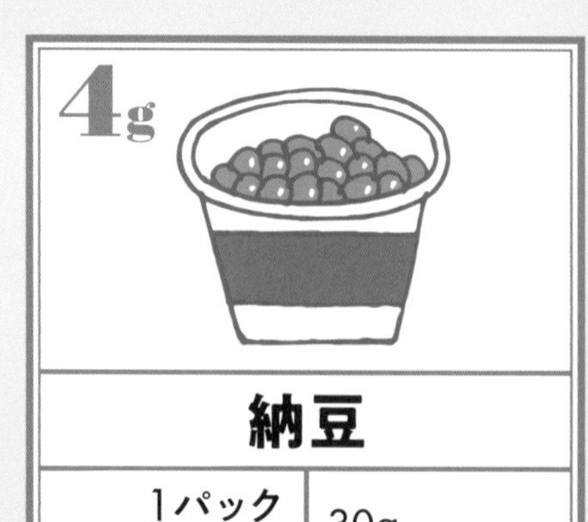

コピーして、破線で切り取ってお使いください。

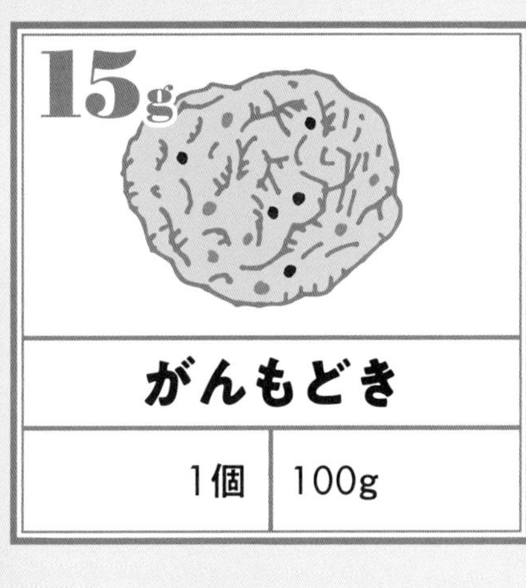

がんもどき

1個	100g

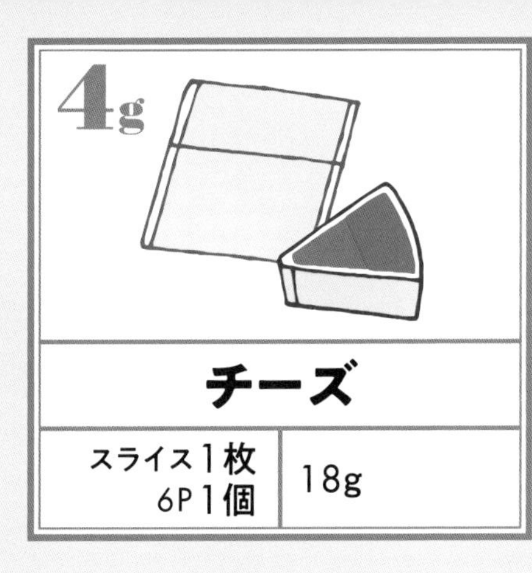

チーズ

スライス1枚 6P1個	18g

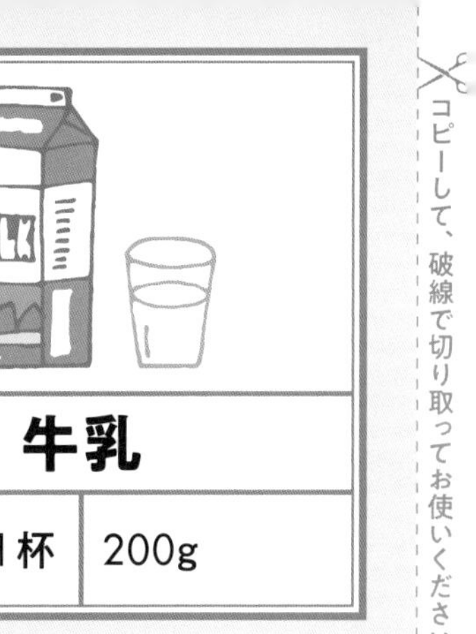

牛乳

軽くコップ1杯	200g

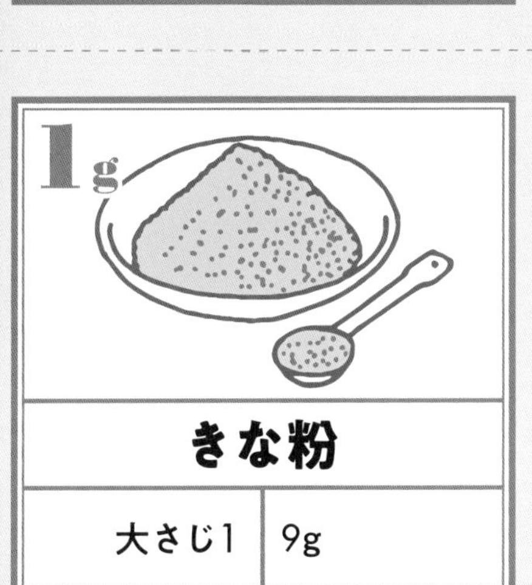

きな粉

大さじ1	9g

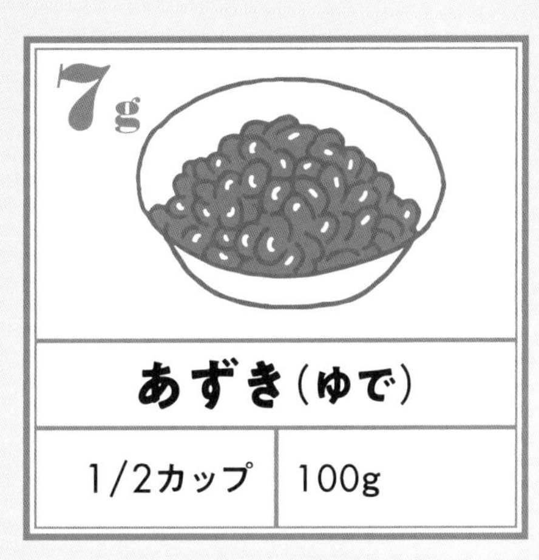

あずき（ゆで）

1/2カップ	100g

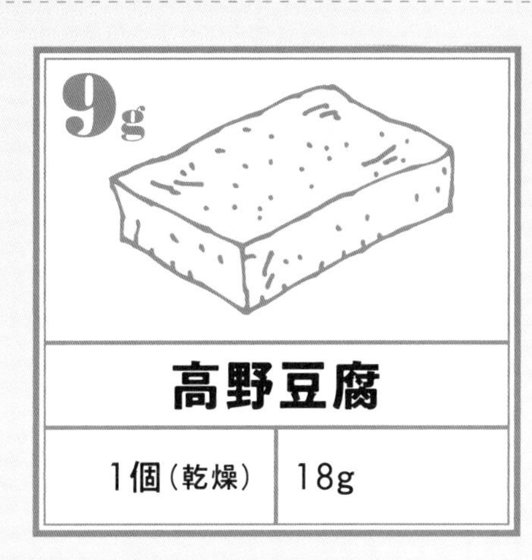

高野豆腐

1個（乾燥）	18g

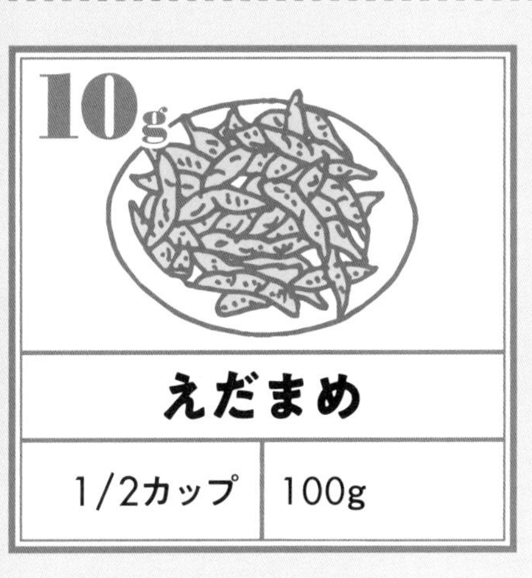

えだまめ

1/2カップ	100g

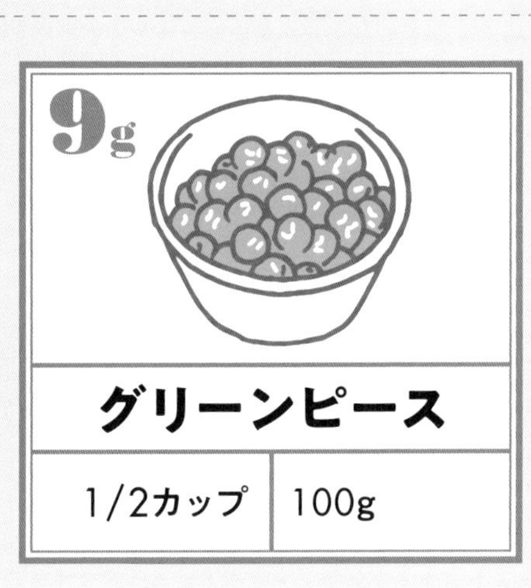

グリーンピース

1/2カップ	100g

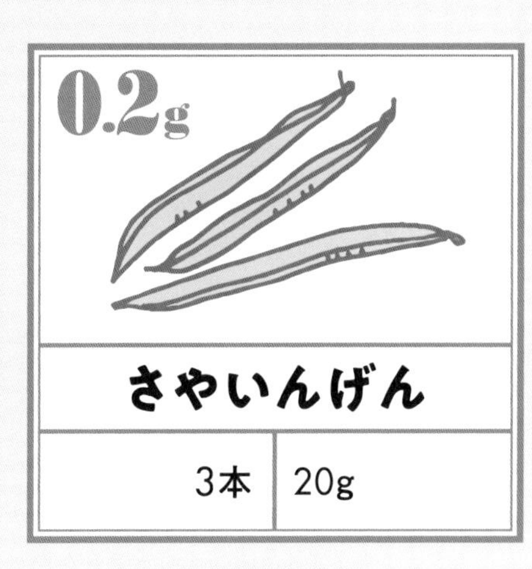

さやいんげん

3本	20g

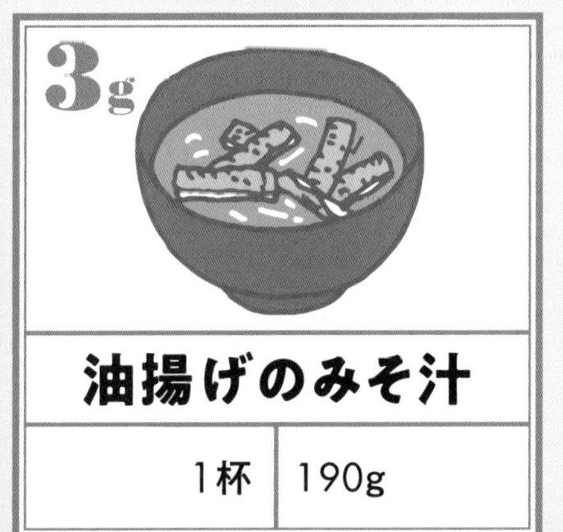

油揚げのみそ汁

1杯	190g

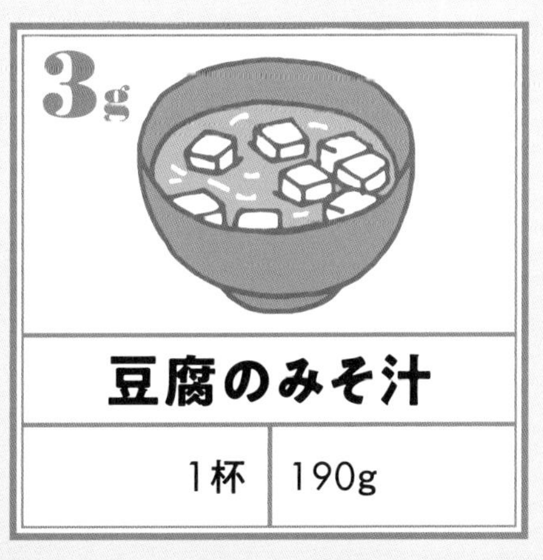

豆腐のみそ汁

1杯	190g

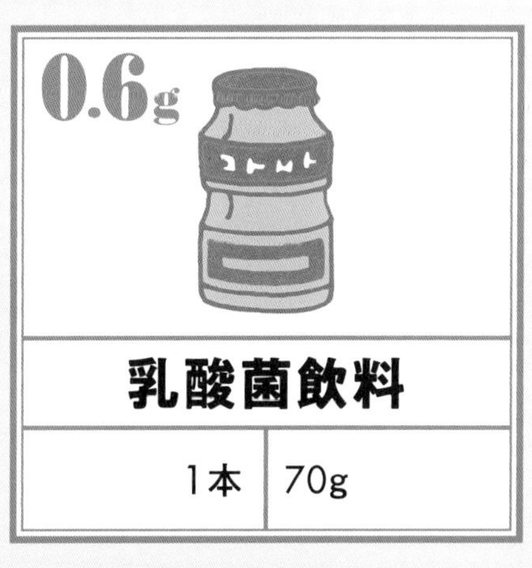

乳酸菌飲料

1本	70g

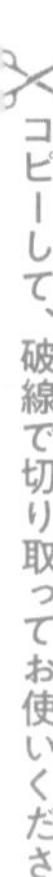

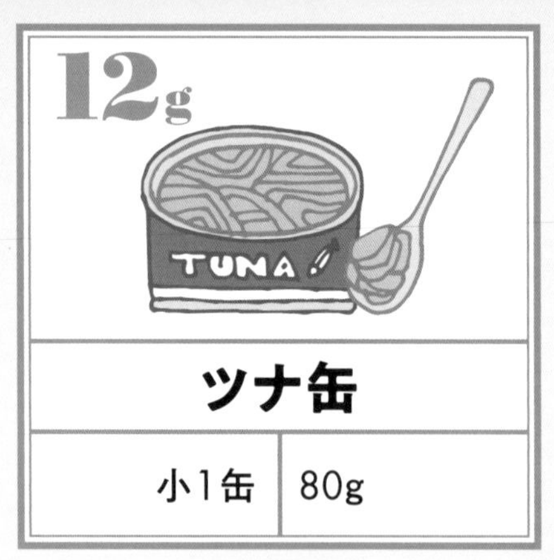

ツナ缶

小1缶	80g

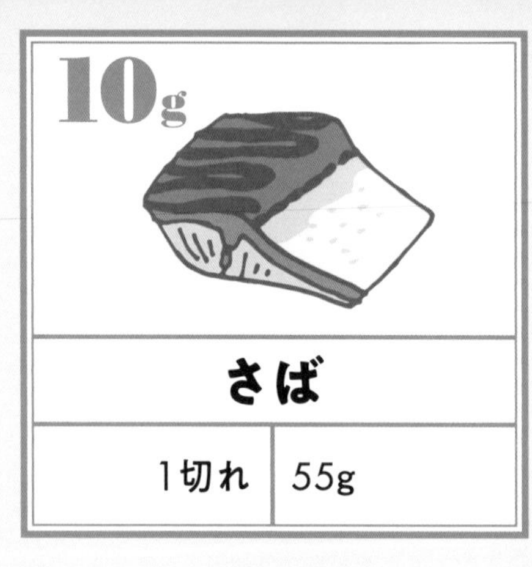

さば

1切れ	55g

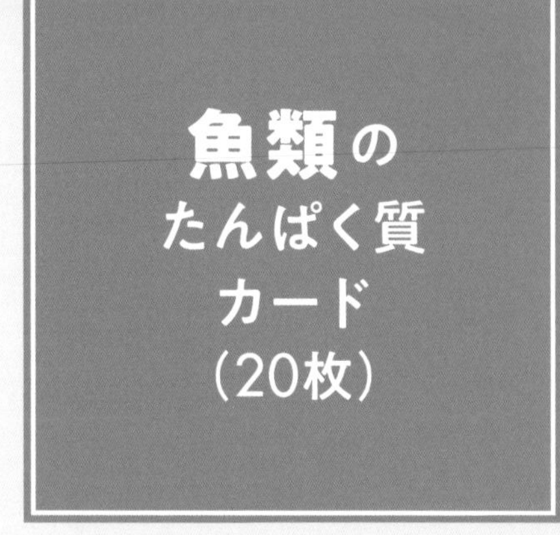

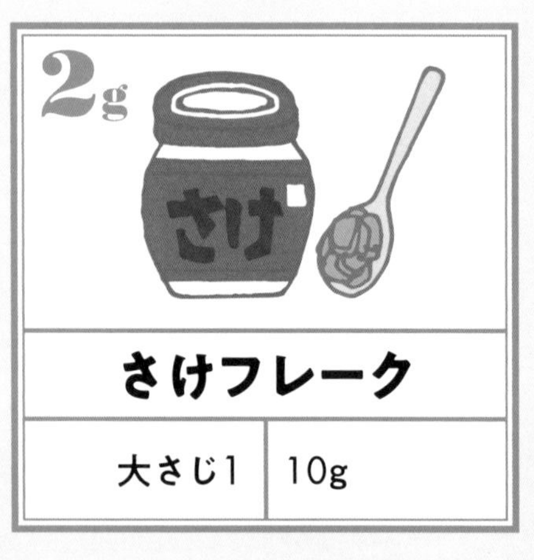

さけフレーク

大さじ1	10g

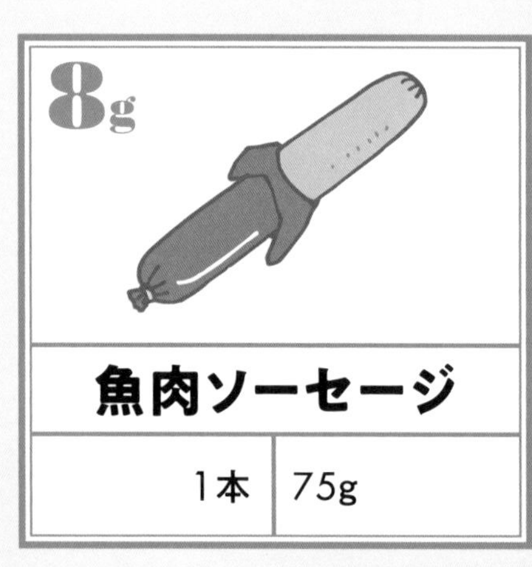

魚肉ソーセージ

1本	75g

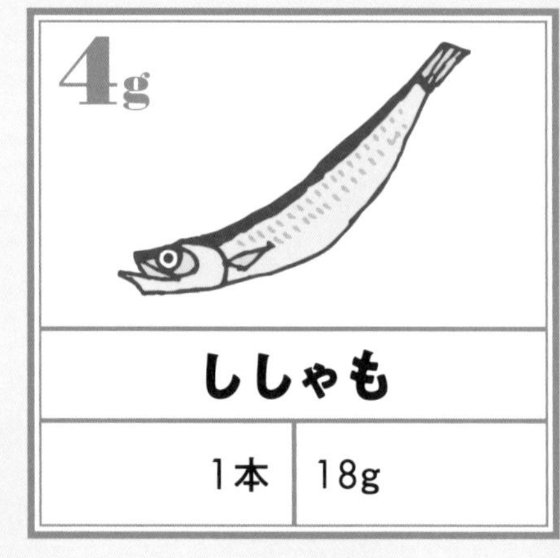

ししゃも

1本	18g

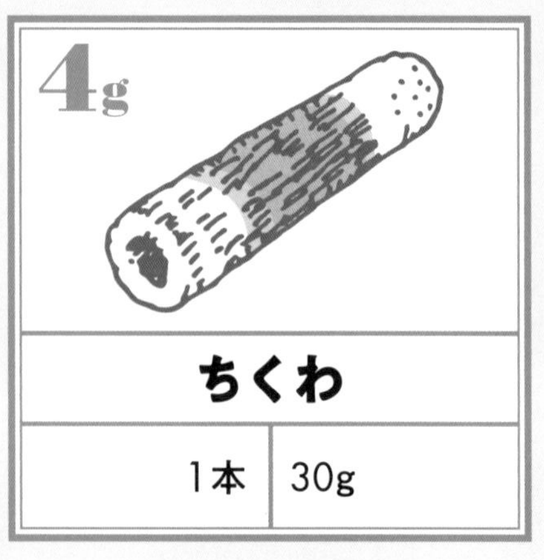

ちくわ

1本	30g

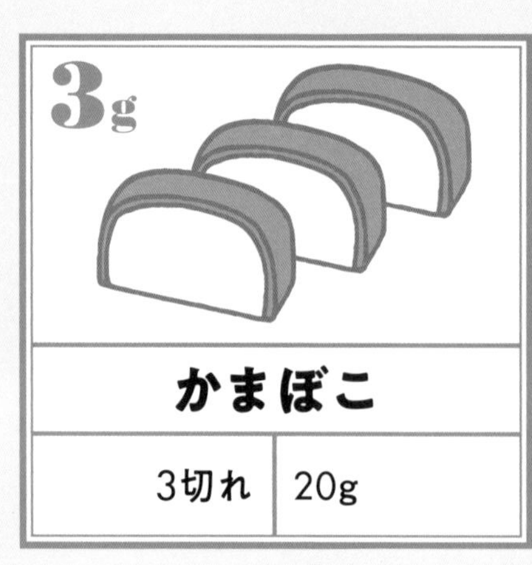

かまぼこ

3切れ	20g

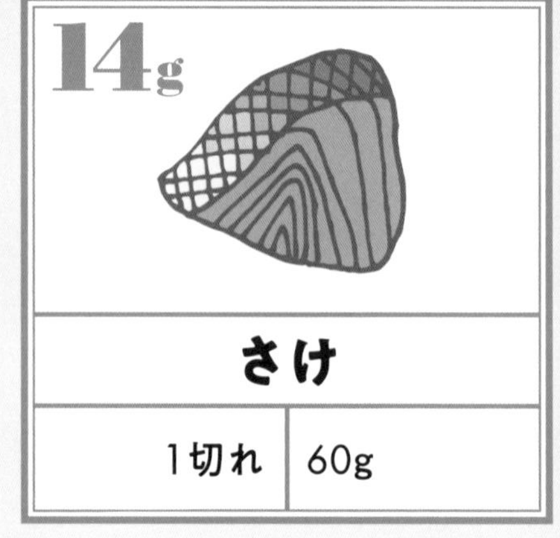

さけ

1切れ	60g

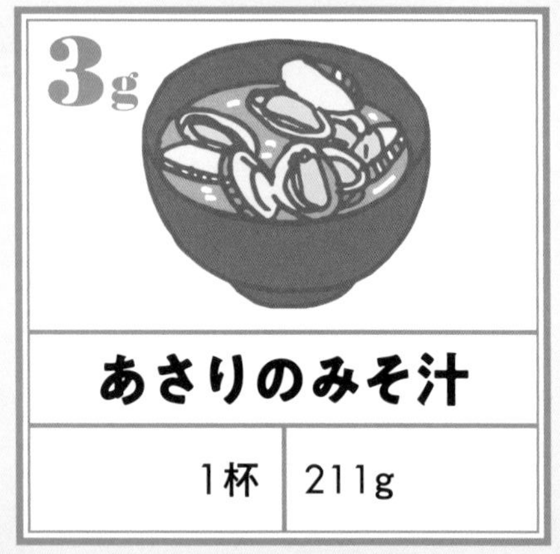

あさりのみそ汁

1杯	211g

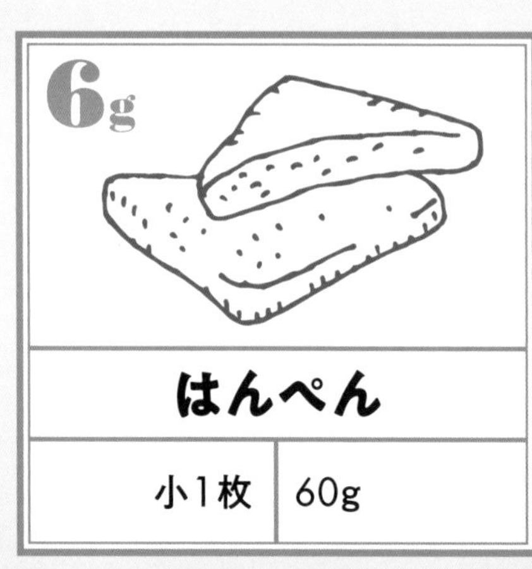

はんぺん

小1枚	60g

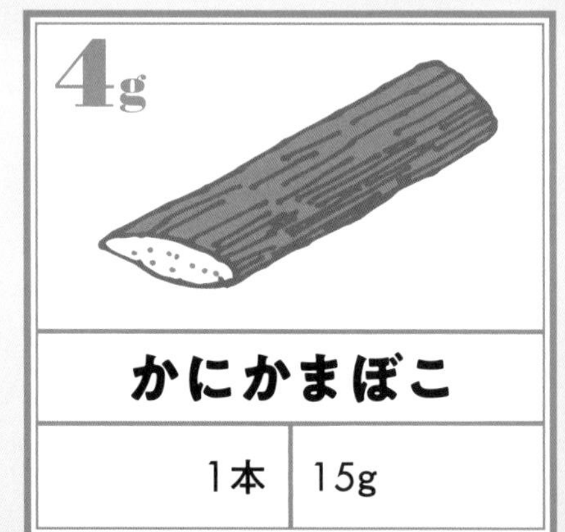

かにかまぼこ

1本	15g

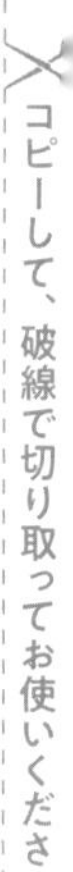

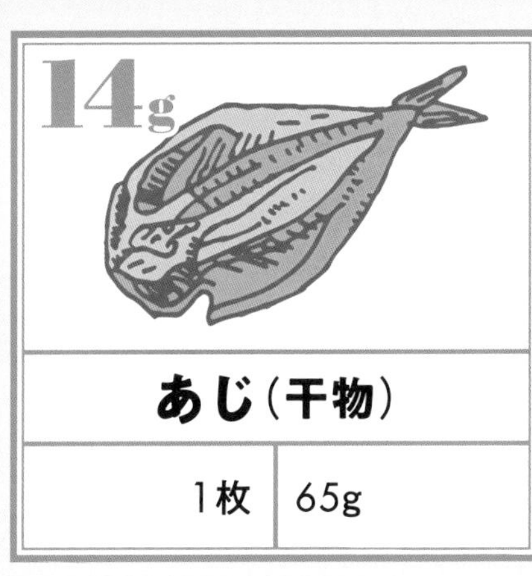

あじ(干物)

1枚 | 65g

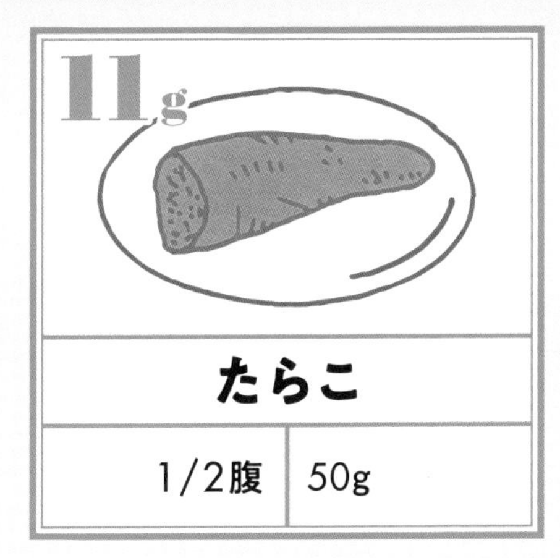

たらこ

1/2腹 | 50g

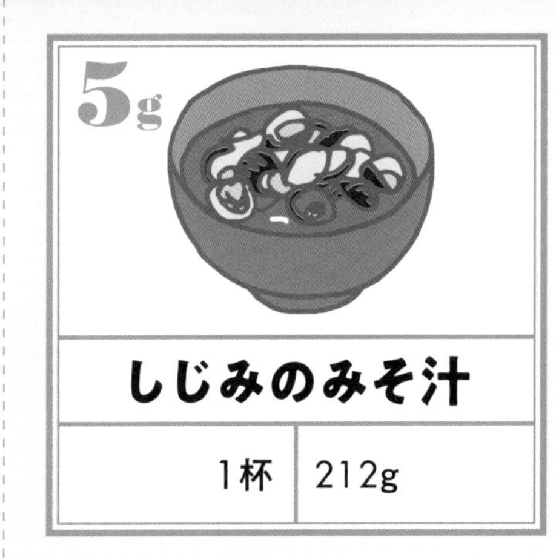

しじみのみそ汁

1杯 | 212g

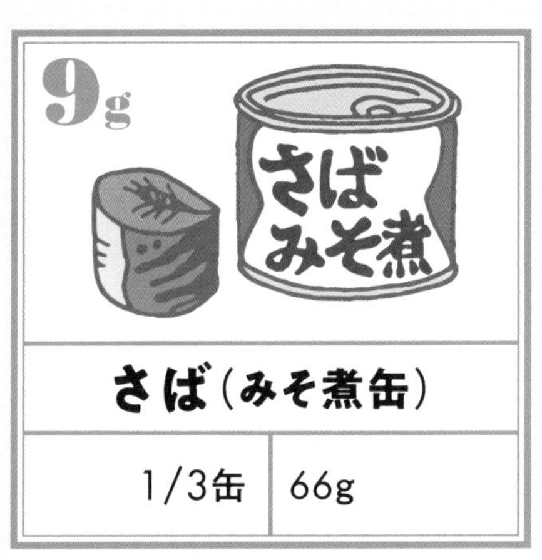

さば(みそ煮缶)

1/3缶 | 66g

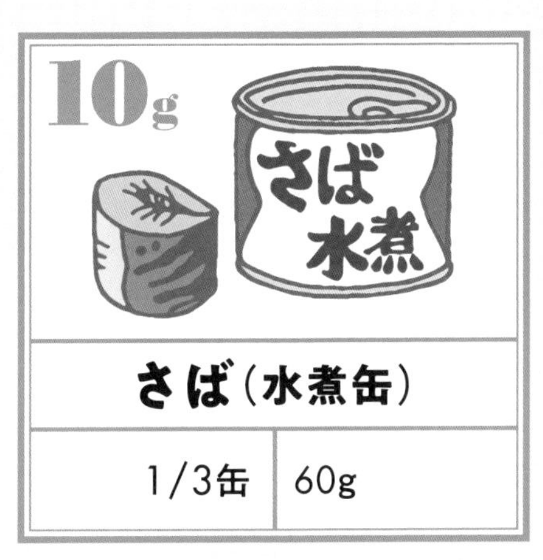

さば(水煮缶)

1/3缶 | 60g

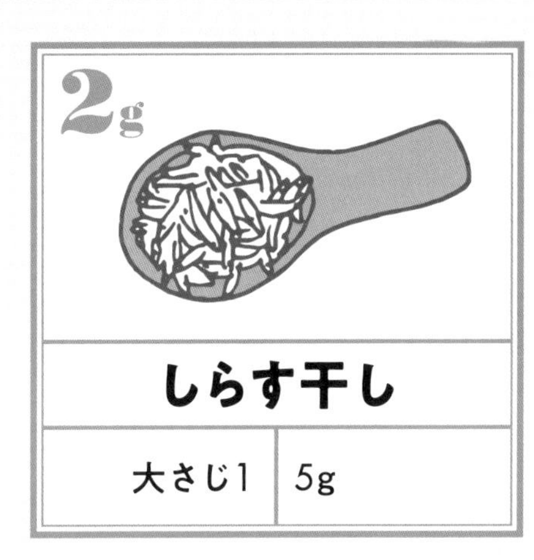

しらす干し

大さじ1 | 5g

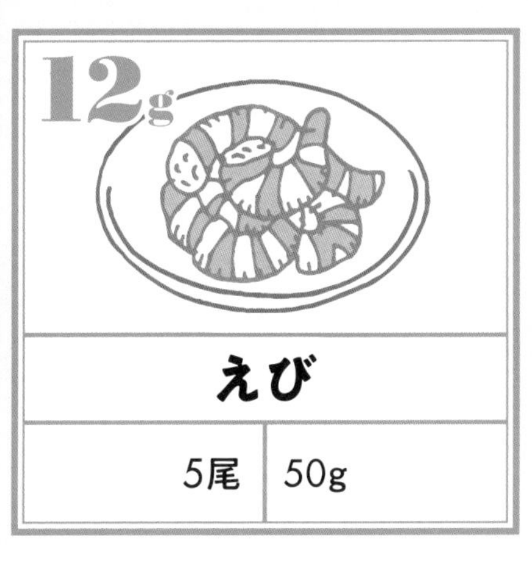

えび

5尾 | 50g

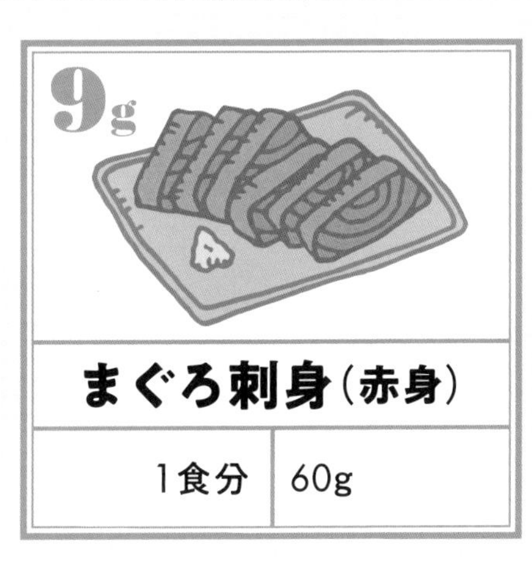

まぐろ刺身(赤身)

1食分 | 60g

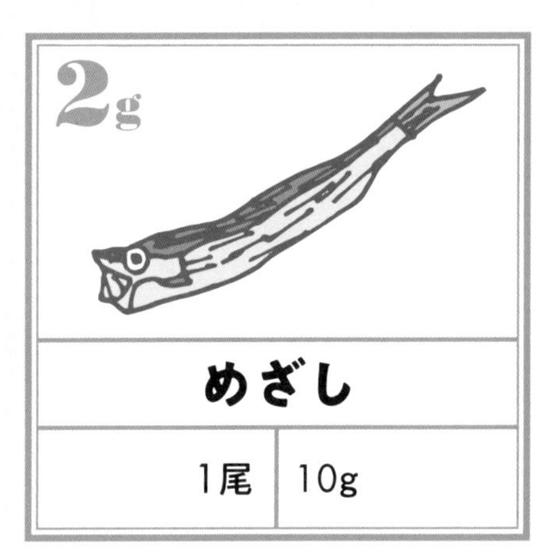

めざし

1尾 | 10g

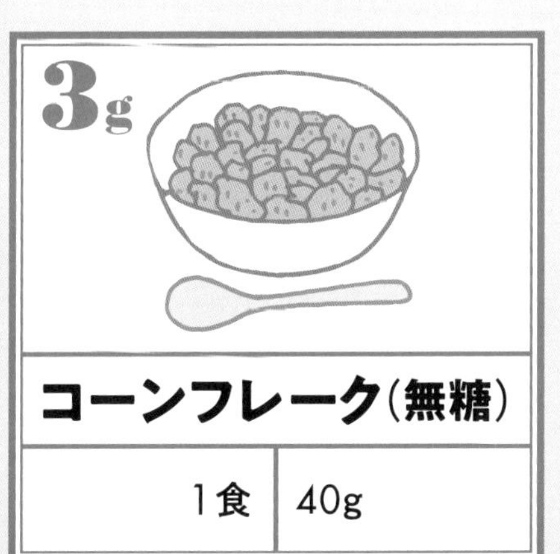

コーンフレーク(無糖)

1食 | 40g

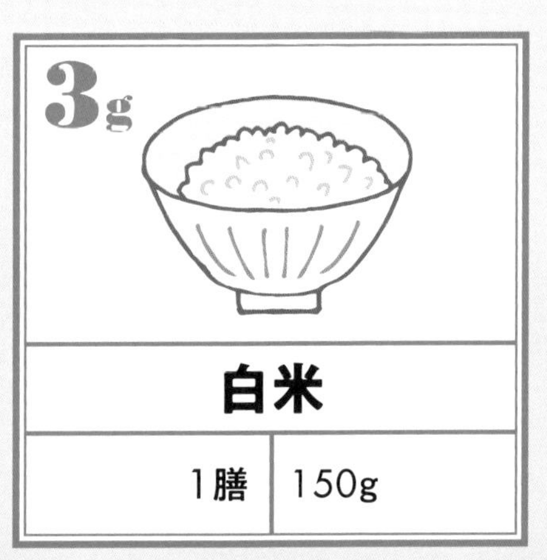

白米

1膳 | 150g

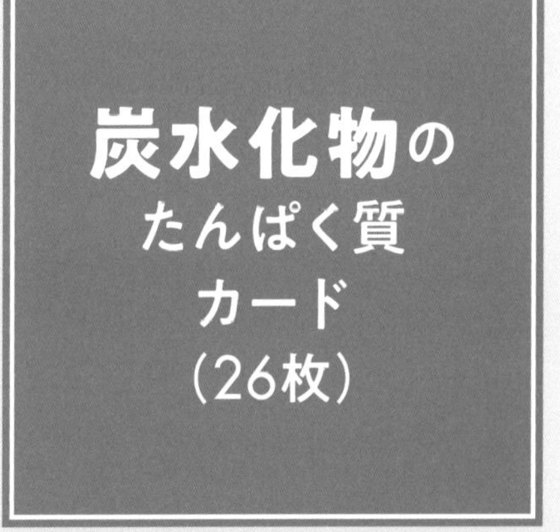

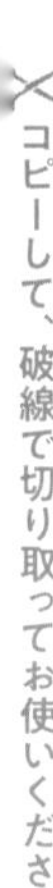
コピーして、破線で切り取ってお使いください。

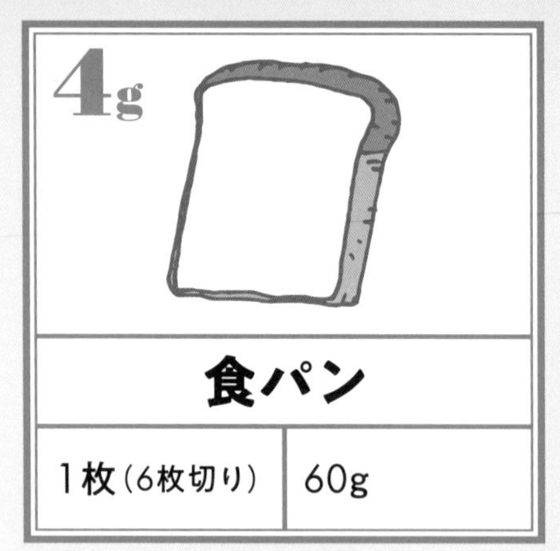
4g
食パン
1枚（6枚切り）
60g

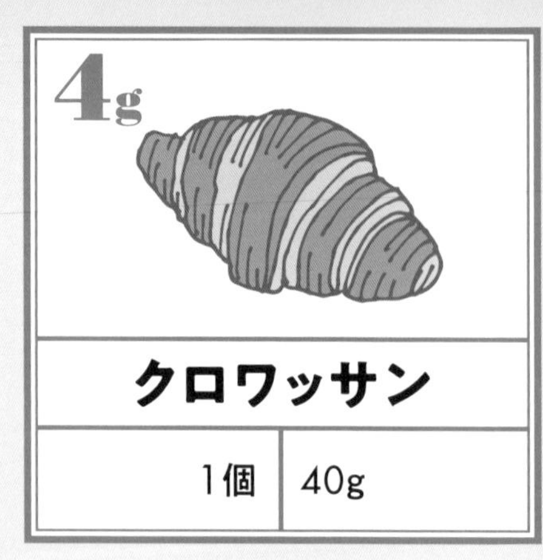
4g
クロワッサン
1個
40g

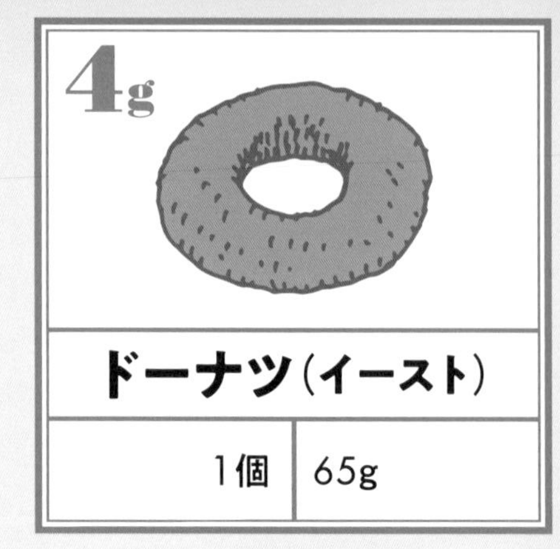
4g
ドーナツ（イースト）
1個
65g

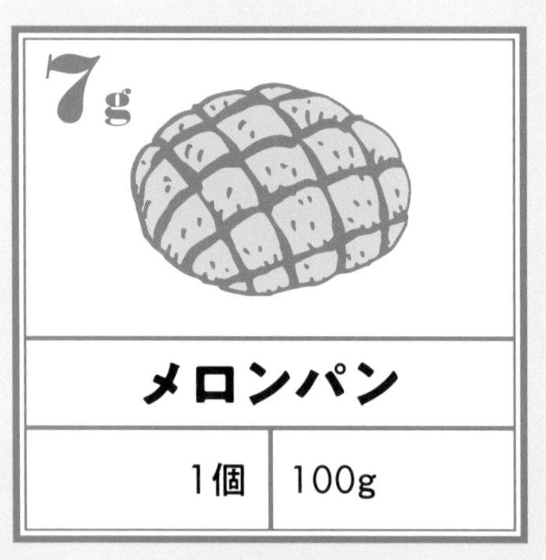
7g
メロンパン
1個
100g

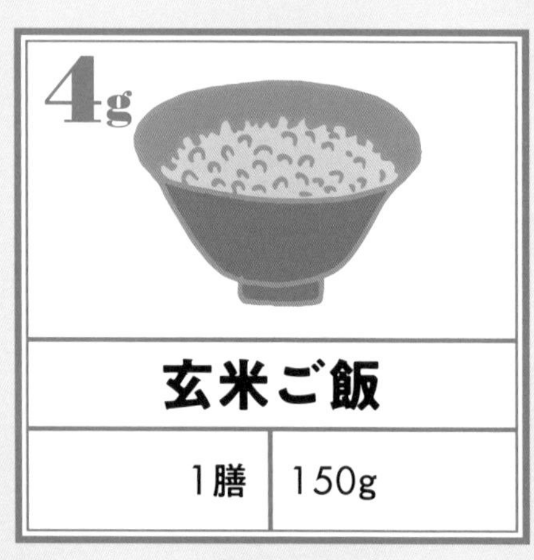
4g
玄米ご飯
1膳
150g

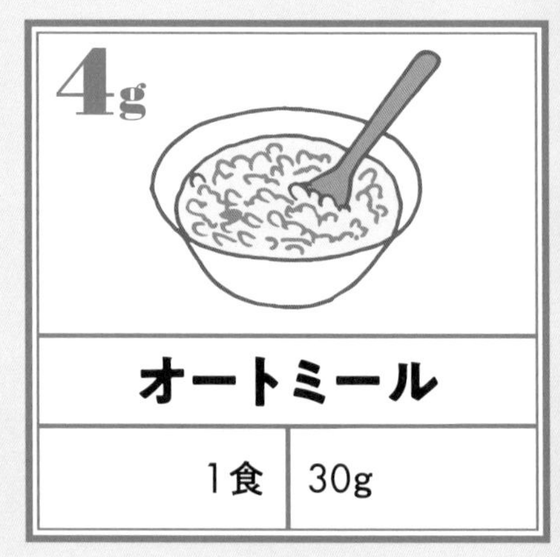
4g
オートミール
1食
30g

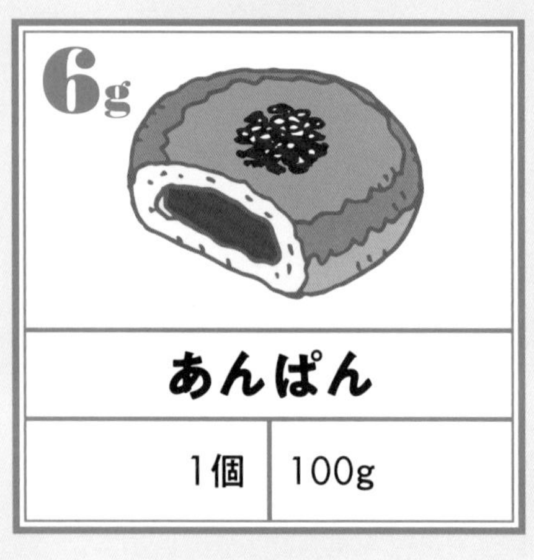
6g
あんぱん
1個
100g

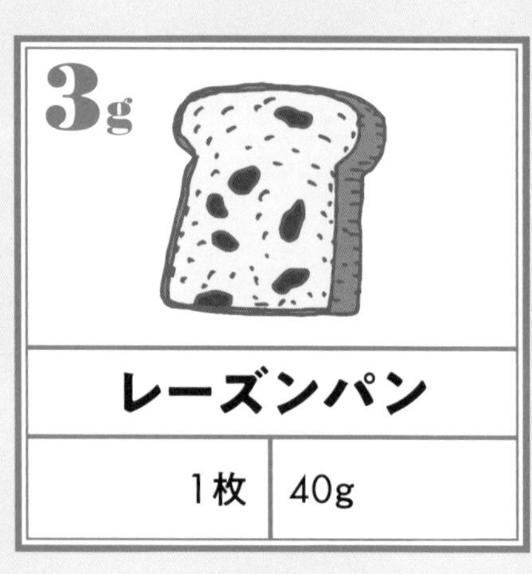
3g
レーズンパン
1枚
40g

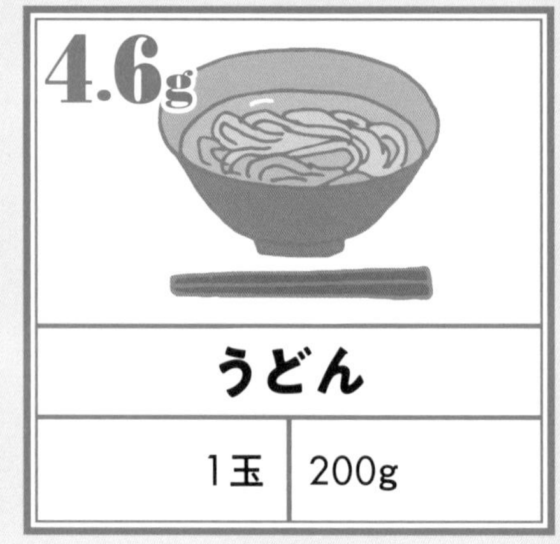
4.6g
うどん
1玉
200g

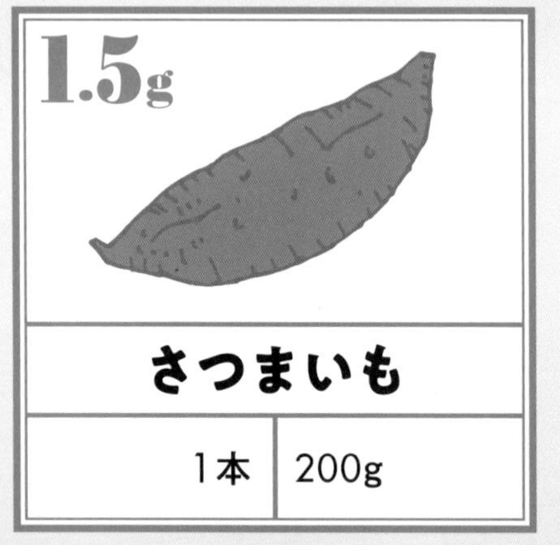
1.5g
さつまいも
1本
200g

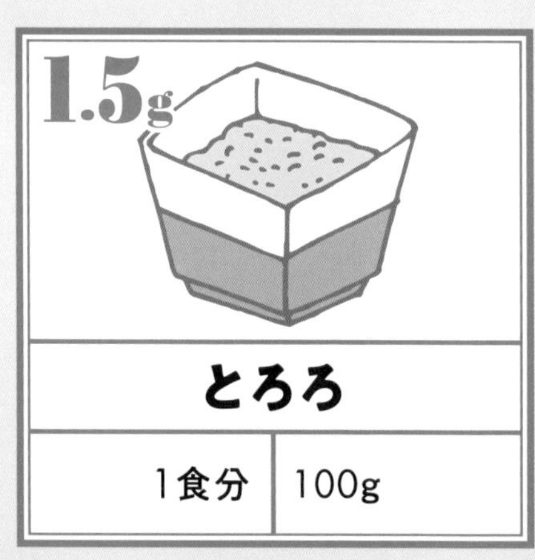
1.5g
とろろ
1食分
100g

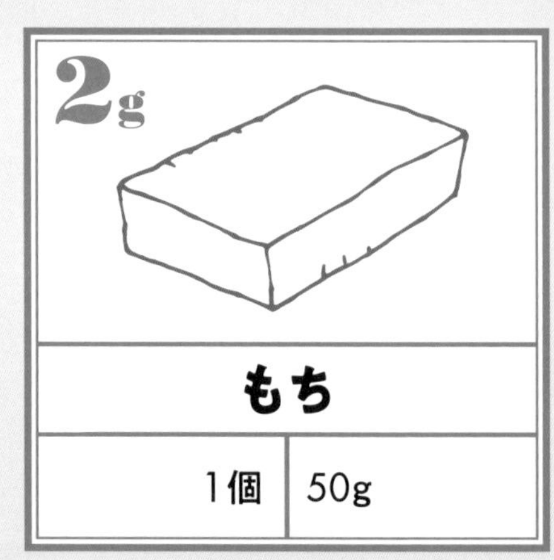
2g
もち
1個
50g

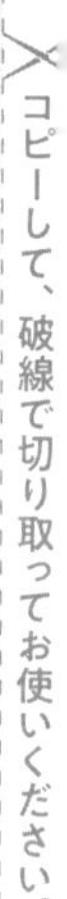
コピーして、破線で切り取ってお使いください。

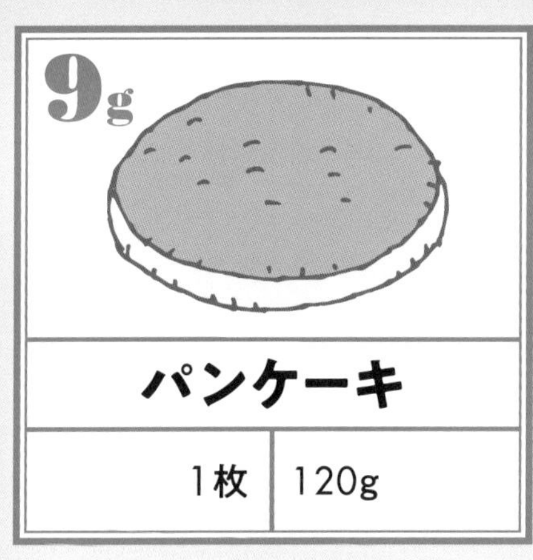
9g
パンケーキ
1枚
120g

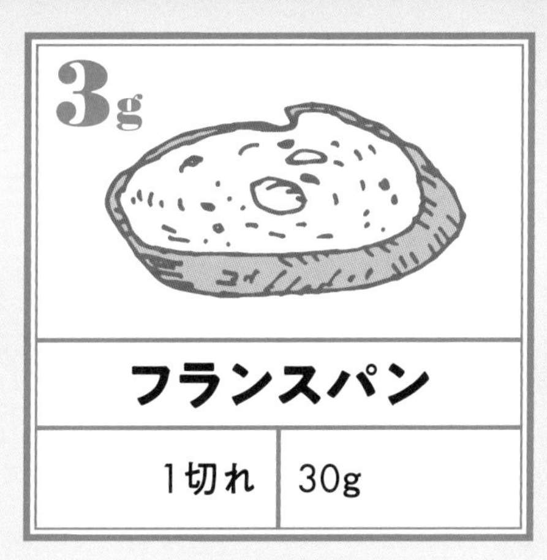
3g
フランスパン
1切れ
30g

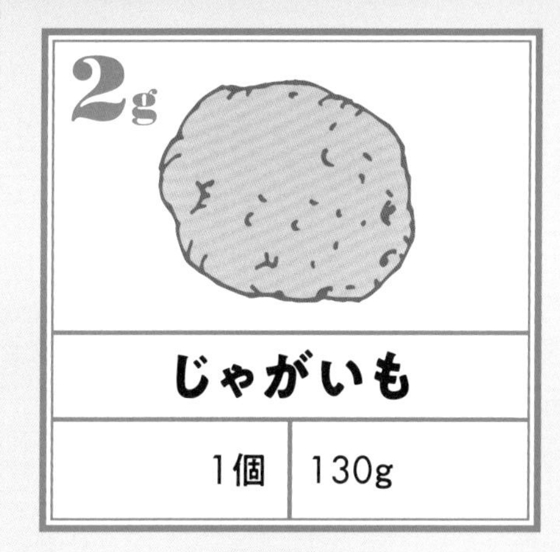
2g
じゃがいも
1個
130g

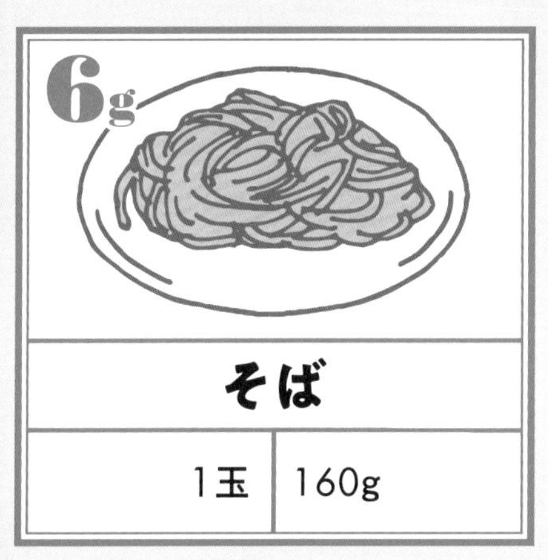
6g
そば
1玉
160g

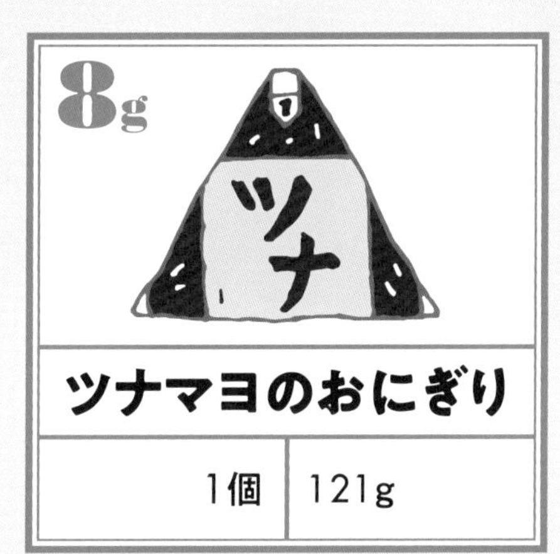
8g
ツナ
ツナマヨのおにぎり
1個
121g

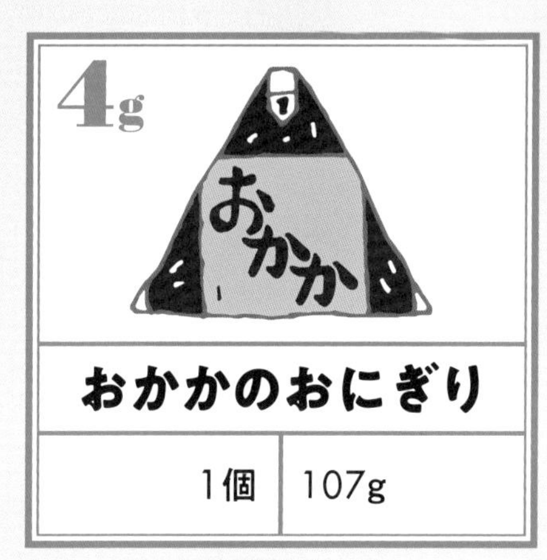
4g
おかか
おかかのおにぎり
1個
107g

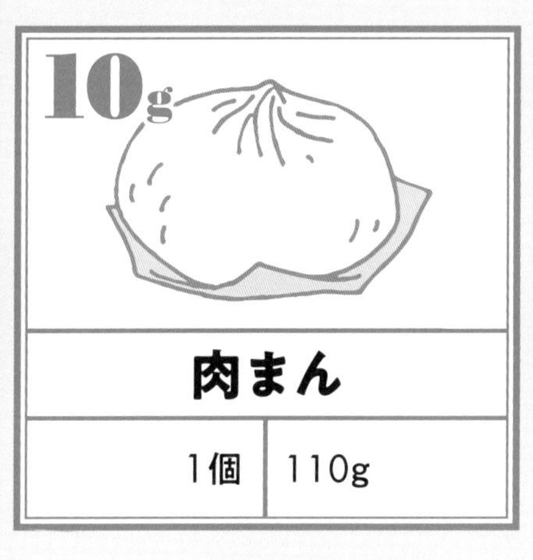
10g
肉まん
1個
110g

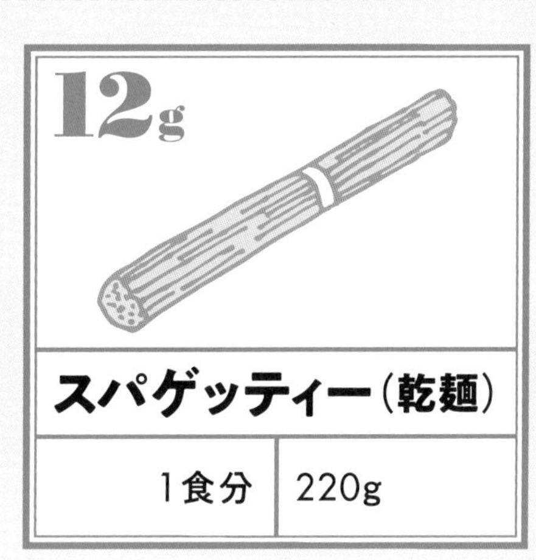
12g
スパゲッティー（乾麺）
1食分
220g

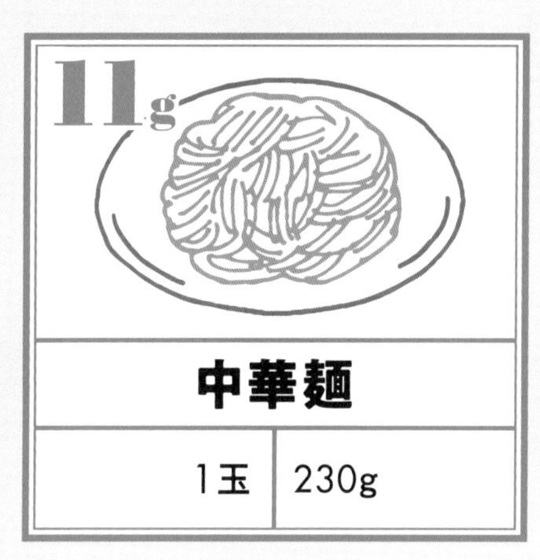
11g
中華麺
1玉
230g

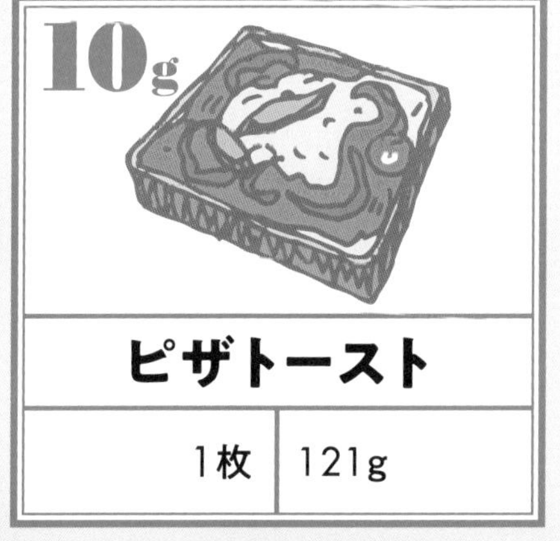
10g
ピザトースト
1枚
121g

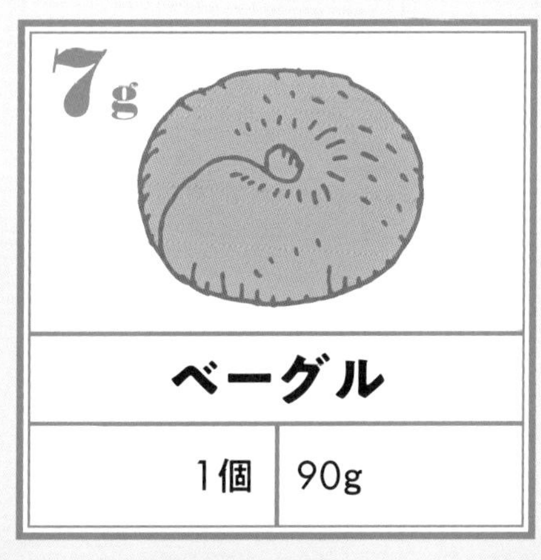
7g
ベーグル
1個
90g

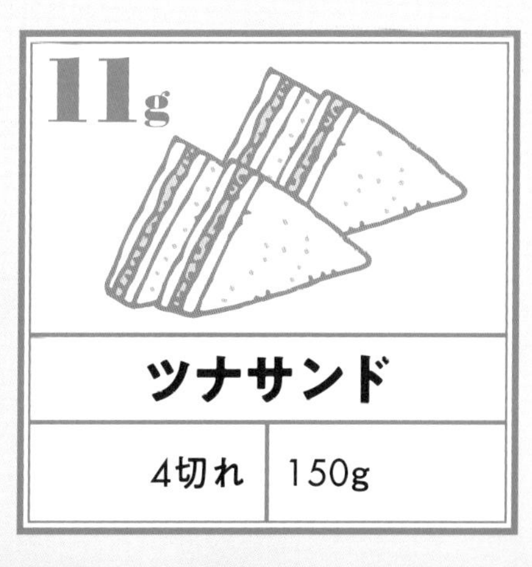
11g
ツナサンド
4切れ
150g

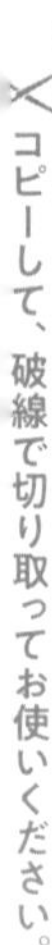
コピーして、破線で切り取ってお使いください。

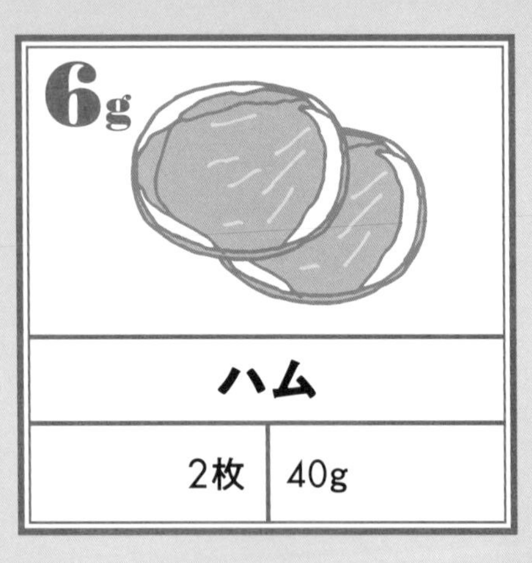
6g
ハム
2枚
40g

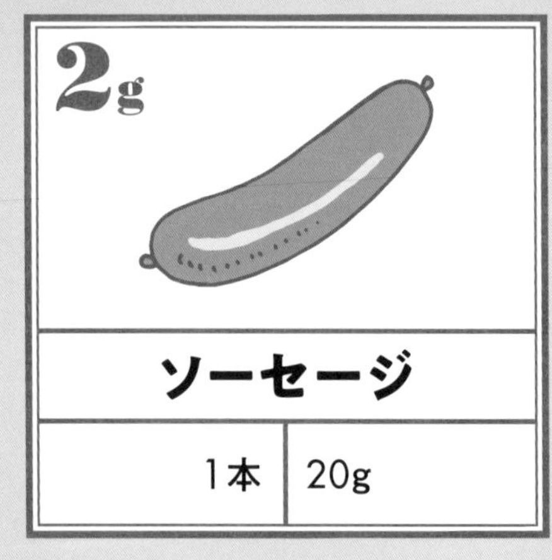
2g
ソーセージ
1本
20g

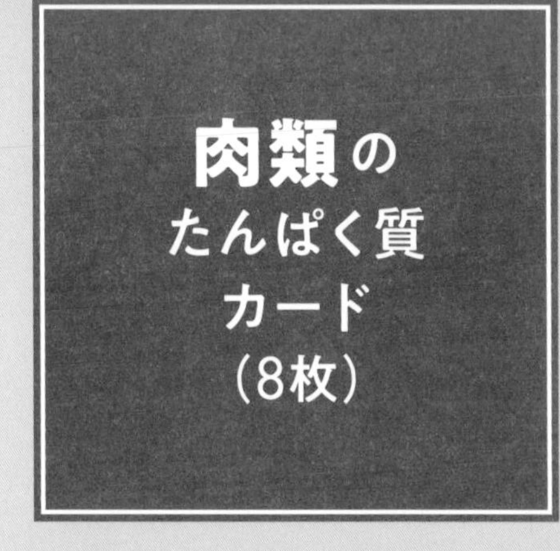
肉類の
たんぱく質
カード
（8枚）

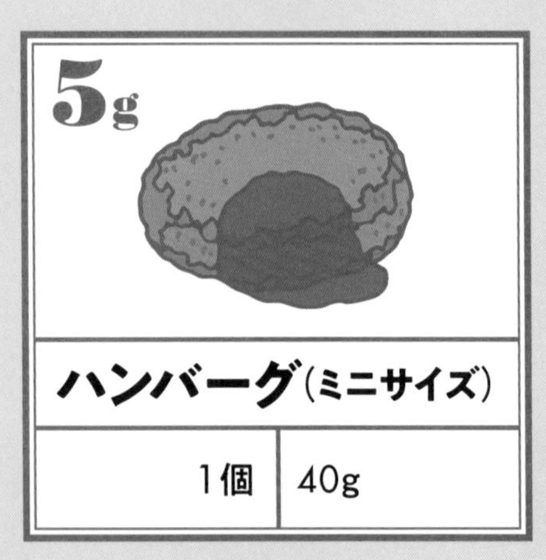
5g
ハンバーグ（ミニサイズ）
1個
40g

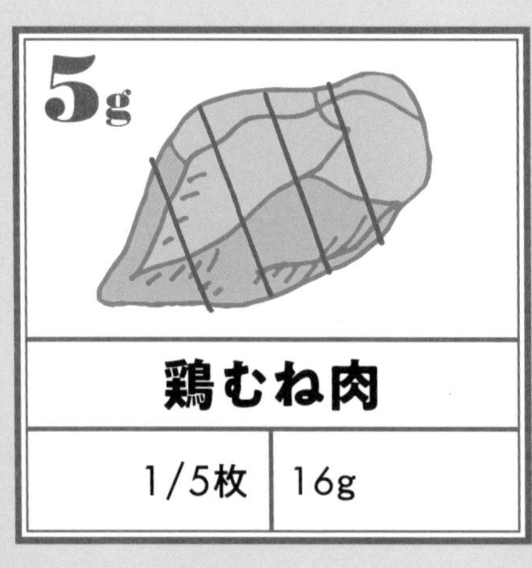
5g
鶏むね肉
1/5枚
16g

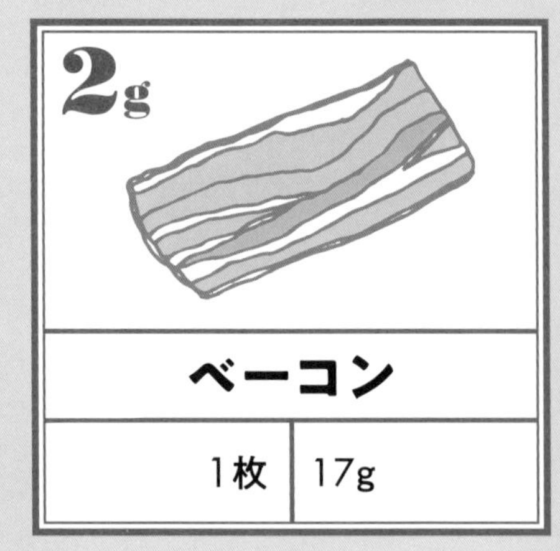
2g
ベーコン
1枚
17g

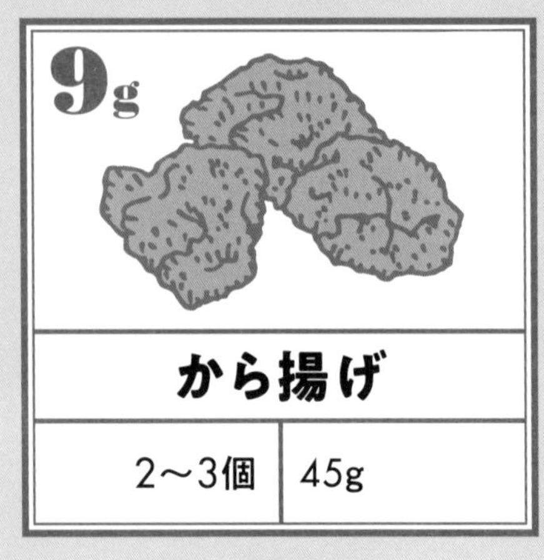
9g
から揚げ
2～3個
45g

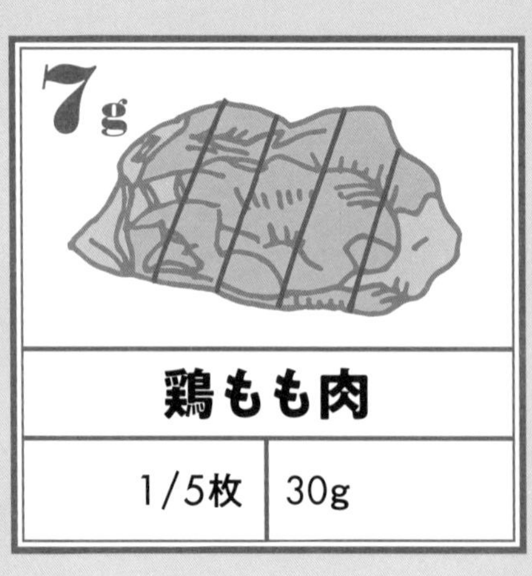
7g
鶏もも肉
1/5枚
30g

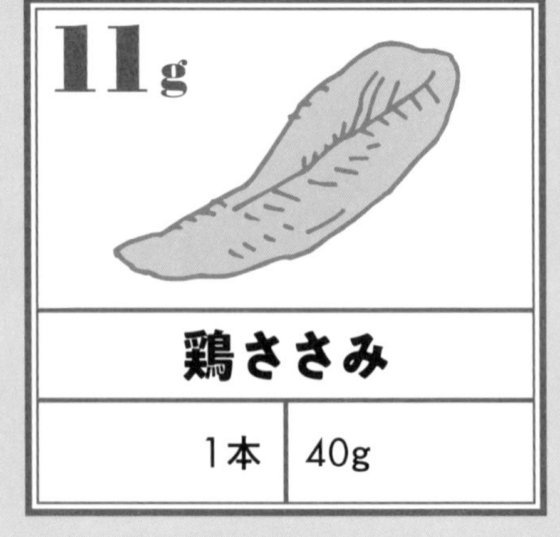
11g
鶏ささみ
1本
40g

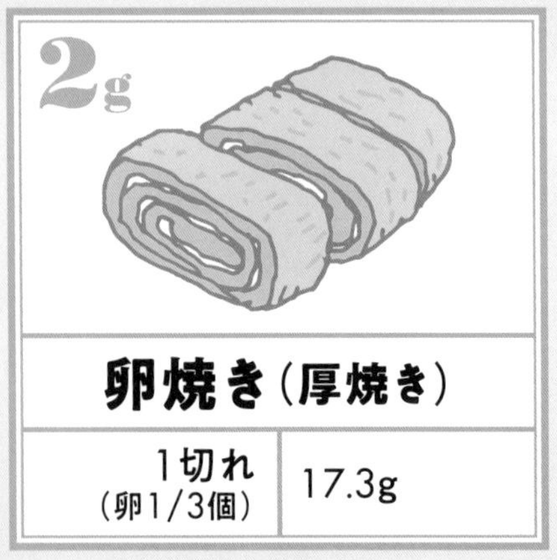
2g
卵焼き（厚焼き）
1切れ
（卵1/3個）
17.3g

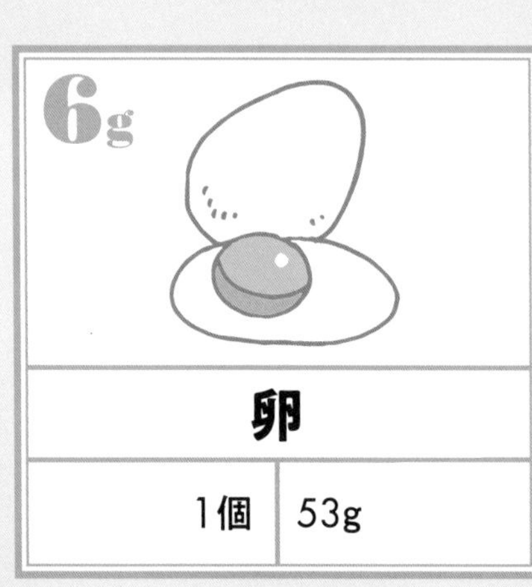
6g
卵
1個
53g

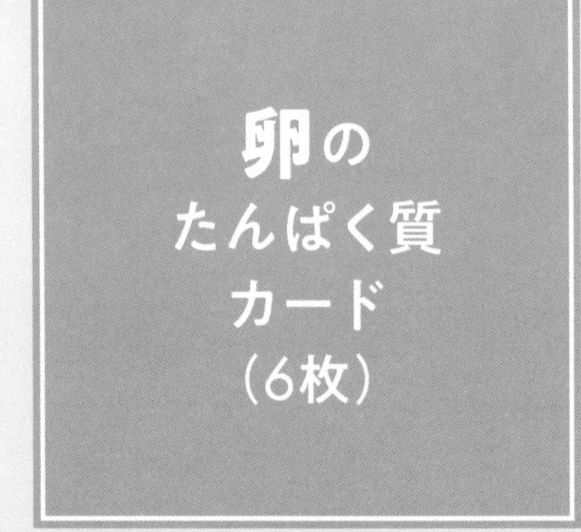
卵の
たんぱく質
カード
（6枚）

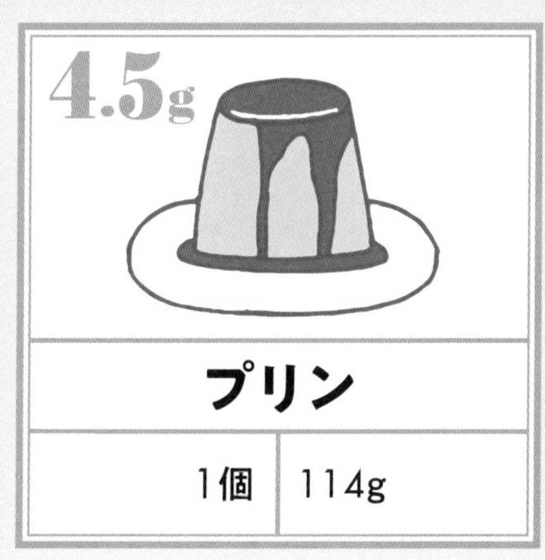

プリン

1個	114g

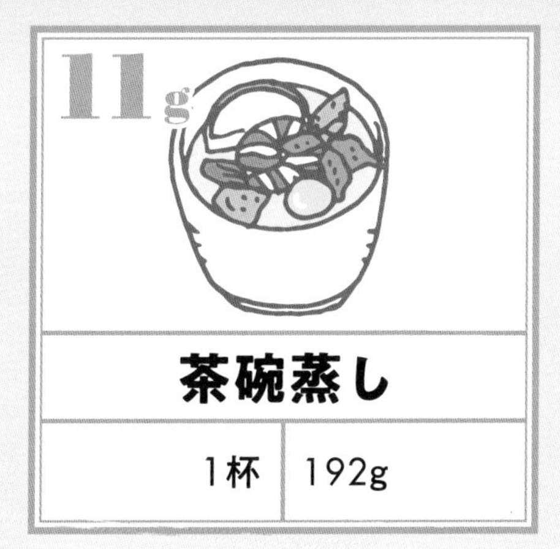

茶碗蒸し

1杯	192g

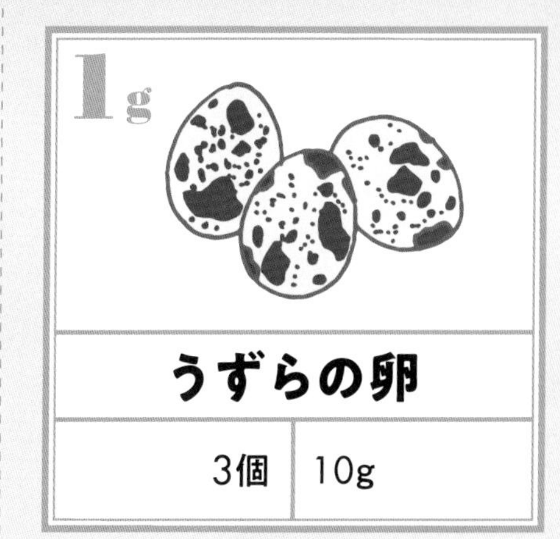

うずらの卵

3個	10g

コピーして、破線で切り取ってお使いください。

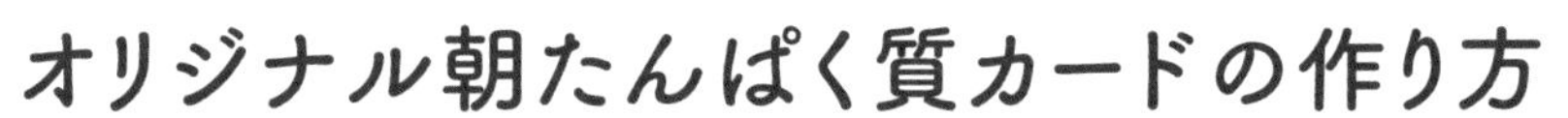

オリジナル朝たんぱく質カードの作り方

同じ食材でも、商品によってたんぱく質量が異なることも。パッケージの裏面などを参考に、自分がよく口にする食品の情報を書き込んで、自分だけのカードを作ってみましょう。

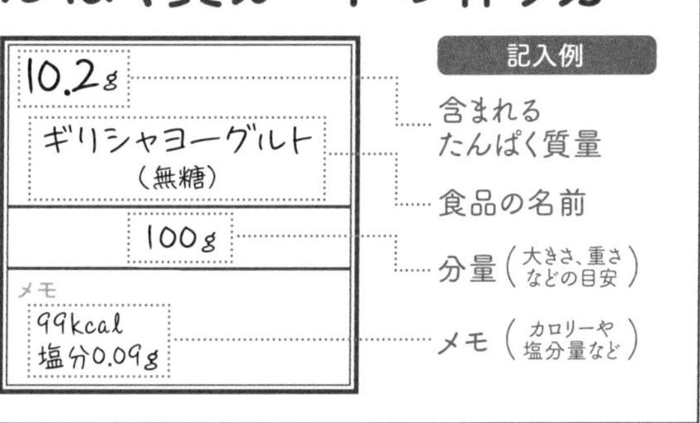

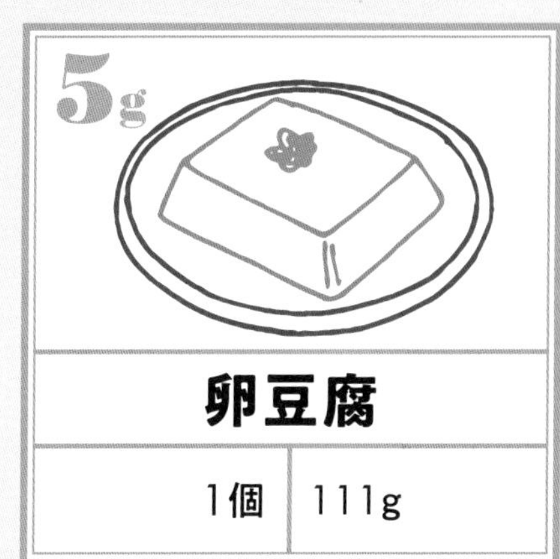

卵豆腐

1個	111g

メモ

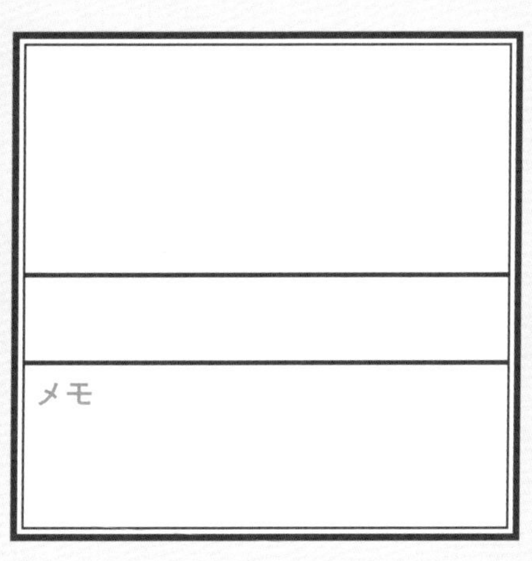

メモ

メモ

メモ

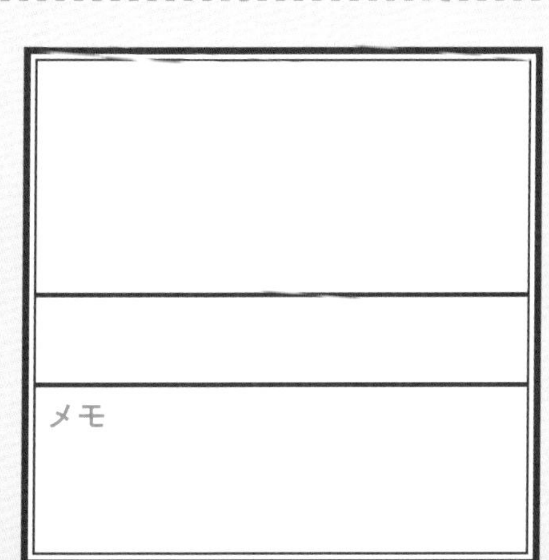

メモ

メモ

本誌にご協力いただいた専門家の方々

（敬称略・五十音順）

さ

佐藤義人
P38〜41・P47

アスレチックトレーナー　鍼灸師

世界で活躍するトップアスリートから、スポーツや格闘技に励む子どもたち、各部位の痛みを訴えるシニアまで、幅広い層のトレーニング、施術、リハビリを行っている。

し

柴田重信
P71・P74〜75・P78

早稲田大学名誉教授

先端生命医科学センター長。九州大学薬学部卒業、同大学院薬学研究科博士課程単位取得退学。薬学博士。専門は時間健康科学。時間栄養学の第一人者。

な

中村格子
P48〜55・P58〜69

整形外科医

アスリートをサポートしてきた経験から、日本人の健康づくりに取り組む整形外科医。「健康であることは美しい」をモットーに、実践しやすい効果の出るエクササイズを提案。

中村尚人
P58〜69

ヨガ・ピラティスインストラクター

理学療法士として医療・介護分野にて臨床経験を積むなか、病気にならないようにすることの重要性に気づき、予防医学実現のためにヨガとピラティスのスタジオを立ち上げる。

ひ

比嘉一雄
P6〜15・P16〜21・P46

東京大学大学院卒パーソナルトレーナー

月間200本以上のパーソナルセッションをこなしながら、執筆活動やセミナー、商品プロデュースやフィットネスジム監修など、さまざまな活動を行う。

ふ

藤田 聡
P84

立命館大学スポーツ健康科学部教授

米国生理学会（APS）や米国栄養学会（ASN）より学会賞を受賞。運動生理学、とくに運動や栄養摂取による骨格筋の代謝応答を専門としている。

あ

aya
P56〜57

ヨガクリエイター

食、美、健康、ボディメイクなど「美しく魅せる」をテーマに、月200レッスンをこなし、女性はもちろん、男性や多くのアスリートからも支持され、ヨガ界の先駆者的存在に。

い

岩月穂波
P26〜29・P44〜45

フィットネスクラブトレーナー

大手フィットネスクラブ所属。高校時代、病気がちだった祖母がスポーツクラブに入り、心身ともに健康になった姿をみたことが、現在の仕事に就くきっかけに。

お

オガトレ
P58〜69

理学療法士、YouTuber

「体が硬くて困っている人をこの世からなくしたい!」の一心で、ストレッチを楽しくわかりやすく伝えるため、YouTubeで動画を配信中。栄養補助食品の開発なども行う。

か

川田浩志
P22〜25

東海大学医学部教授

スポーツの普及に力を注ぐ東海大学の教員として、運動を取り入れた健康医学の普及に務める。近年、爆発的に科学的なエビデンスの増えている運動方法「HIIT」に着目している。

河村玲子
P30〜37

フィットネストレーナー　管理栄養士

ボディメイク、健康サポートを行う「管理栄養士」×「パーソナルトレーナー」。北米にてダイエットビジネスの視察、トレーナー活動をしたのち、帰国して日本にて活動をスタート。

き

岸村康代
P71〜72

管理栄養士

メタボリックシンドローム指導の現場で健康的なダイエットのサポートをしてきた経験や野菜ソムリエ上級プロなどの資格を活かし、商品開発、事業開発、講師、執筆などを行う。

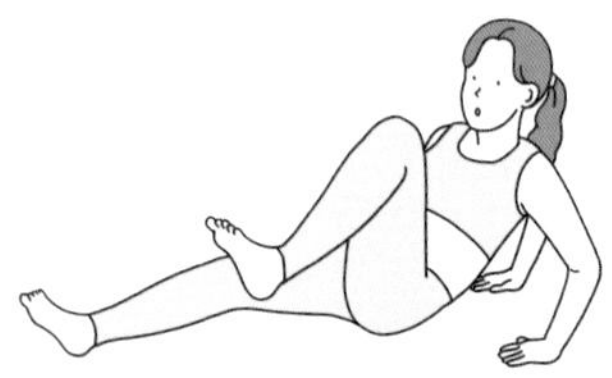

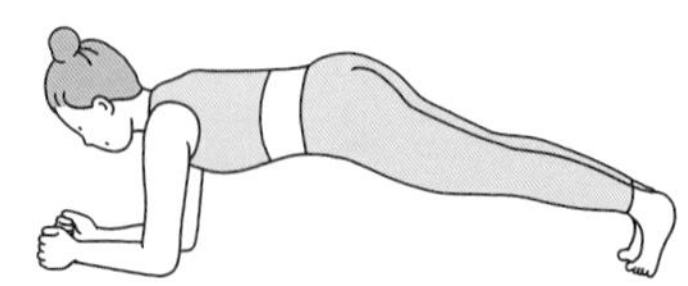

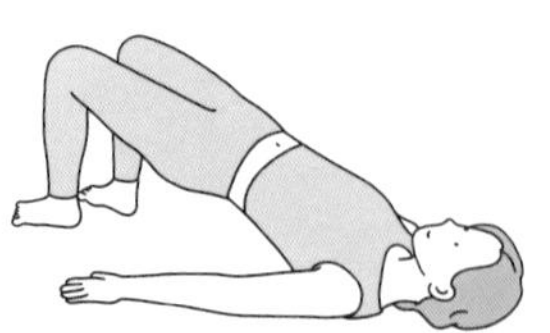

古谷彰子
P82〜P83・P85〜93

愛国学園大学短期大学准教授・管理栄養士

時間という観点から、医学・栄養学・調理学の領域にアプローチする「時間栄養学」の専門家。ChronoManage代表。ライフスタイルへのアドバイス、講演活動、料理教室も開催。

ま

松井 薫
P58〜69

パーソナルトレーナー　柔道整復師

パーソナルTrainingジム『乃木坂 M.PD.Lab.』主宰。東京オリンピック2020公式メディカルスタッフ。人気ゲームソフトのトレーニングを監修。著書27冊。

や

矢澤一良
P84

農学博士

早稲田大学ナノ・ライフ創新研究機構規範科学総合研究所ヘルスフード科学部門　部門長。湘南予防医科学研究所所長。日本機能性食品医用学会理事。

矢部大介
P73

京都大学医学部附属病院教授

糖尿病や肥満症、栄養が専門。糖尿病や肥満症の予防、治療として注目される「食べる順番」や食習慣と薬物療法の関係性など、食事療法を中心に臨床研究を展開。

山中祥子
P76〜77

立命館大学助教

日本心理学会、日本社会心理学会、日本感情心理学会所属。「意識できない潜在的な態度、とくに食物に対する潜在的態度と実際の食行動の関係」などについて研究している。

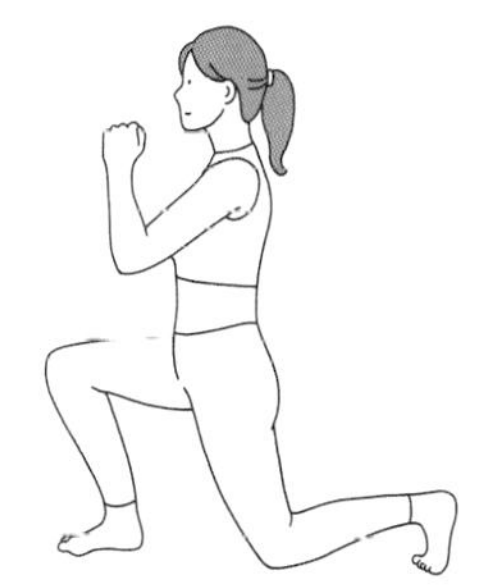

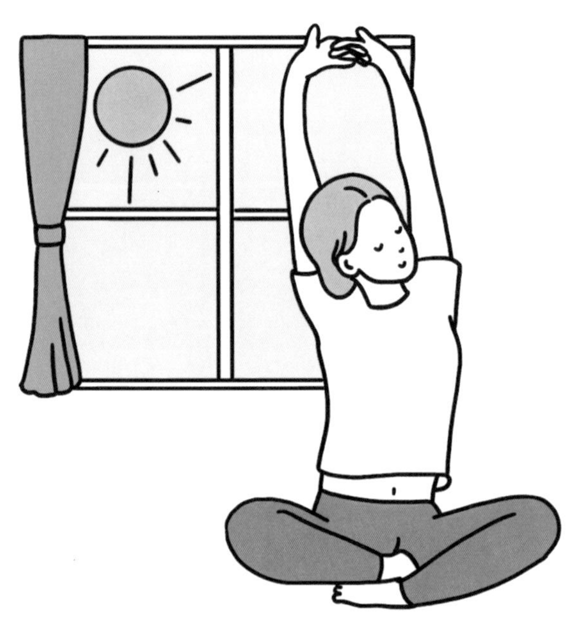

NHKあさイチ

仕事や家事の合間に効率よく！ ラクやせ時短筋トレ

著　者　NHK「あさイチ」制作班
編集人　栃丸秀俊
発行人　倉次辰男
発行所　株式会社 主婦と生活社
〒104-8357　東京都中央区京橋3-5-7
電話 03-5579-9611（編集部）　03-3563-5121（販売部）　03-3563-5125（生産部）
https://www.shufu.co.jp/
製版所　東京カラーフォト・プロセス株式会社
印刷所　大日本印刷株式会社
製本所　共同製本株式会社

Staff
企画協力　NHK「あさイチ」制作班
制作協力　NHKエデュケーショナル
デザイン　平田 毅
校正　鴎来堂
編集　鶴町かおり

ISBN978-4-391-16168-7